FORTSCHRITTE UND PROBLEME IN DER THERAPIE INNERER KRANKHEITEN

VON

PRIVATDOZENT **DR. PAUL SAXL**
ASSISTENT DER I. MEDIZINISCHEN UNIVERSITÄTSKLINIK IN WIEN

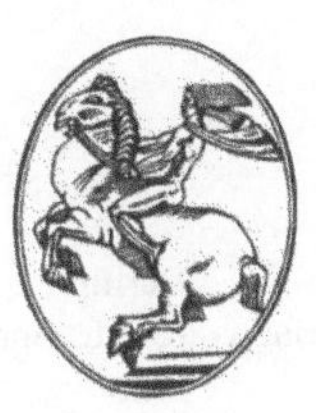

WIEN
VERLAG VON JULIUS SPRINGER
1926

ISBN-13:978-3-7091-9706-6 e-ISBN-13:978-3-7091-9953-4
DOI: 10.1007/978-3-7091-9953-4

Reprint of the original edition 1926

Berlin
Verlag von Julius Springer
1926

Vorwort

Diese Vorträge wurden in ähnlicher Anordnung und mit jeweilig wechselndem Inhalt wiederholt vor Ärzten gehalten, und ich folge dem vielfach geäußerten Wunsch, sie in Druck erscheinen zu lassen.

Ich benenne dieses Büchlein „Fortschritte und Probleme der Therapie". — Unter therapeutischen Fortschritten kann man Verschiedenes verstehen. So ist die Aufklärung von seit langer Zeit geübter empirischer Therapie, die wir den außerordentlichen wissenschaftlichen Erfolgen der Gesamtmedizin im allgemeinen und der experimentellen Pharmakologie im speziellen verdanken, zweifellos der gewaltigste Fortschritt der Therapie. Denn sie bringt die möglichst zweckmäßige Verwendung alter und bewährter Behandlungsmethoden mit sich: Als Beispiel sei die experimentell wie klinisch relativ gut erforschte Digitaliswirkung genannt, die heute in ihrer Indikations- und Kontraindikationsstellung, in ihrer Dosierung etc. auf ganz anderer Stufe steht als früher, zur Zeit ihrer rein empirischen Anempfehlung. Daneben müssen wir als Fortschritte von dauerndem Wert jene neuen Therapien nennen, deren Entdeckung als reife Frucht vorhergehender theoretischer Erkenntnisse zu betrachten ist, wie die Insulintherapie. Und endlich ist die Einführung neuerer Therapien, deren theoretische Fundierung bisher unmöglich ist, z. B. der unspezifischen Therapie, der Bluttransfusion bei Anaemie, gleichfalls als bedeutender Fortschritt der Therapie dankbar anzuerkennen.

So erscheint der Rahmen dieser Vorträge vielleicht zunächst zu groß, um von einem Autor ausgefüllt zu werden. Doch soll eben hier betont werden, daß diese Vorträge keinen Anspruch auf Vollständigkeit machen. Sie sollen nur eine Reihe von neuen theoretischen Problemen und neuen praktischen Ergebnissen bringen, die uns am Krankenbett beschäftigen.

Auch können zweifellos die einzelnen Gebiete der inneren Medizin nicht gleichmäßig besprochen werden. Denn jeder Kliniker hat sein Spezialgebiet, und so würde ohne Zweifel manches dieser Kapitel von einem Spezialisten in diesem „Spezialkapitel" besser behandelt werden, als dies im Rahmen dieser Vorträge geschieht. Anderseits gibt es so zahlreiche Fragen auch in der Therapie, die durch viele Zweige der inneren Medizin hindurchgehen — ich nenne z. B. Fragen des Wasserhaushaltes, ferner den Einfluß unspezifischer Faktoren, die endokrine Beeinflussung — daß es vielleicht verlohnt, die gemeinsamen Wege durch weitere Gebiete zu verfolgen, ohne daß dabei die streng spezialistische Bearbeitung, die da und dort zu kurz kommt, nicht hoch genug eingeschätzt werden soll.

Wenn es mir gelingt, dem Leser an geeigneten Beispielen zu zeigen, um wieviel wichtige Probleme es sich hier handelt, wie bedeutend auch auf therapeutischem Gebiete manche Fortschritte ärztlichen Erkennens und ärztlichen Könnens sind, und wie schwierig sie erkämpft werden, dann ist der Zweck dieser Vorträge erfüllt. —

Die ausführlichen Literaturangaben beziehen sich nur auf die allerletzten Jahre.

Wien, im März 1926

P. Saxl

Inhaltsverzeichnis

Erster Vortrag

Über Allgemeinreaktionen des Organismus auf Aderlaß und Injektionen

M. H.! Ich kann nicht umhin, unseren ersten Vortrag mit einigen Betrachtungen allgemeiner Natur zu beginnen, die dem Geiste der neueren Therapie innerer und vielleicht auch anderer Krankheiten gelten. Wie Sie aus diesen und den folgenden Vorträgen ersehen werden, gilt ein großer Teil der ernsten therapeutischen Bestrebungen unserer Zeit einem Gedanken, der Allgemeinbehandlung des Organismus: Diese leitende Idee, nicht nur das erkrankte Organ, sondern den Organismus des Kranken zu behandeln, ist die Fortentwicklung eines guten ärztlichen Lehrsatzes, den auch Wenckebach oft seinen Hörern vorträgt: „Wir Ärzte haben Kranke zu behandeln und nicht Krankheiten". Sie ist die Folge der gewaltigen wissenschaftlichen Entwicklung, die die Medizin in den letzten Jahrzehnten genommen hat. Heute wissen wir, daß die meisten Erkrankungen natürlich ihre anatomische Lokalisation haben. Aber neben dem lokalen gehen zahlreiche funktionelle und anatomische Prozesse allgemeiner Natur einher. Ich erwähne ein Beispiel: Bei einem Lungenabszeß finden wir außer der Lungenerkrankung eine veränderte Tätigkeit des Knochenmarks, das einen großen Teil der Leukocyten für den Abszeß liefern muß, also überfunktioniert, während die Erythropoese durch den Infekt gelitten haben mag. Milz, Leber und andere Organe stehen funktionell wie anatomisch im Zeichen des Infekts und des Fiebers; der Wasserhaushalt ist gestört; Eiweiß-Abbauprodukte kreisen im Organismus; Herz und Gefäße stehen unter dem Einfluß des Fiebers, des Infekts und der Stoffwechselstörung, ebenso die Niere; die Magensaftproduktion liegt in vielen Fällen danieder; inkretorische Apparate, speziell die Nebenniere, leiden unter dem infektiösen Prozeß, und alle diese geschädigten Funktionen beeinflussen sich außerdem gegenseitig in ihren Störungen. — Dies nur ein kleiner Auszug dessen, was wir heute die Pathogenese einer Erkrankung nennen. Und wie das Organ selbst durch seine Erkrankung gleichzeitig im Zeichen der Schädigung wie der Abwehr steht, so ist das auch beim ganzen Organismus der Fall, und die ärztliche Sorge geht daher darauf hinaus, die Schädigung des Organs wie des ganzen Organismus zu mildern, die Abwehr hier wie dort zu stützen; denn an dieser Abwehr ist nicht nur das Organ, sondern der ganze Organismus beteiligt.

Und nun werden Sie gerade in den ersten Vorträgen sehen, wie viel Mühe in den letzten Jahren auf die therapeutische Beeinflussung sozusagen des gesamten Organismus verwendet wurde. Nervöse, zirkulatorische und Kreislaufeinflüsse, innersekretorische Beeinflussung, die

Berücksichtigung der Gewebefaktoren des Wasserhaushaltes, die unspezifische Therapie — von der psychischen Therapie kann hier nur wenig die Rede sein —, all dies sind Grundpfeiler moderner therapeutischer Bestrebungen, in denen wir den oben ausgesprochenen Leitgedanken immer wiederkehrend finden.

Hiemit sollte ein Teil der modernen therapeutischen Forschungsrichtung mit gemeinsamen Grundlinien festgestellt werden. Was diese an theoretischer Erkenntnis, an praktischer Verwertbarkeit gezeitigt hat, soll im folgenden skizziert werden. Und über diese und andere therapeutische Bestrebungen noch ein Wort: Nicht immer halten Theorie und Praxis gleichen Schritt, einmal eilt die eine, das anderemal die andere weit voraus. Nur eins ist sicher: Wo ein Widerspruch zwischen Theorie und Praxis besteht, ist eine von beiden falsch.

Und nun zum Thema unseres heutigen Vortrages, in dem Sie sofort eine Bestätigung des eben Gesagten erkennen werden, daß Allgemeinwirkungen auf den Organismus im Vordergrund moderner therapeutischer Bestrebungen stehen.

Der Aderlaß, eine seit alters geübte, dann wieder abgelehnte, bis vor kurzem wenig hochgeschätzte Therapie, ist in den letzten Jahren zu neuer Bedeutung gelangt. Auf seine vielleicht zum Teil zu reichlich geübte praktische Verwendung komme ich später zu sprechen. Zuerst wollen wir von seiner theoretischen Bedeutung sprechen, von den therapeutischen Möglichkeiten, die uns der Aderlaß bringen kann.

Während beim normalen Tier und Menschen die Druckverhältnisse selbst durch einen ausgiebigen Aderlaß nur wenig geändert werden, sind wir imstande, den erhöhten arteriellen Druck und auch den erhöhten Venendruck durch Aderlaß herabzusetzen. Von der arteriellen Druckherabsetzung machen wir bei Hypertensionen aller Art Gebrauch. Die Druckherabsetzung hält bekanntlich oft nur einige Stunden oder höchstens wenige Tage an. Jedoch gelingt es, durch Aderlässe von 300 bis 400 cm^3, beim Menschen akute Erscheinungen des erhöhten Blutdruckes, wie Schwindel und Apoplexiegefahr, zu beseitigen. Bei erhöhtem venösen Druck infolge Stauung im rechten Herzen, bei venöser Stase (Pneumonie, Emphysem etc.), können wir durch Aderlaß das Herz entlasten und seine Tätigkeit anregen. Der Venendruck sinkt in meßbarer Weise; die Wirkung kann eine bedeutungsvolle für den ganzen Kreislauf sein, da das Herz durch den verringerten venösen Zufluß eine erleichterte Arbeit findet. Denn wenn eine gute Herzarbeit auch an eine entsprechende Füllung gebunden ist, so führt doch eine Überfüllung des rechten Herzens zur Schädigung der Herztätigkeit. Daß der Venendruck sinkt, ist leicht einzusehen, da wir aus dem venösen System Blut entnehmen; wieso es jedoch zum Absinken der arteriellen Hypertonie kommt, ist nicht zu sagen. Eine bloße Entlastung kann man nur bei Plethorikern annehmen, aber nicht jeder Plethoriker ist hypertonisch. Wir wissen eben nicht, was erhöhter Blutdruck ist und daher können wir auch nicht verstehen, durch welche, offenbar reflektorischen Vorgänge es zu einer Herabsetzung des Blutdruckes infolge von Aderlässen kommt.

Es findet ferner nach jedem Aderlaß ein Einströmen von Wasser und Salzen aus dem Gewebe ins Blut statt. Die Erythrocytenzahl und der Refraktometerwert sinken; es wird daher ein überschüssiges Einschießen dieser Substanzen in die Blutbahn angenommen, doch wird dies von Sejderhelm und Lampe bestritten, die nur einen Ersatz annehmen. Woher der Ersatz dieser Flüssigkeit stattfindet, ist nicht ohne weiteres zu sagen. Es ist das eine Parallelfrage zu jener, der wir späterhin begegnen werden, wohin infundiertes Wasser verschwindet. Wir müssen annehmen, daß es Wasserdepotstätten gibt, wohin infundiertes Wasser verschwindet und solche, woher es wieder abgegeben wird. Die Frage, wieso es nach Aderlaß zu einem Einströmen ins Blut kommt, ist noch schwieriger zu beantworten als die, wohin ins Blut infundiertes Wasser verschwindet; denn nach dem Aderlaß ändert sich zunächst nur die Blutmenge, die Blutzusammensetzung bleibt dieselbe. Demnach können die treibenden Kräfte, die Wasser aus dem Gewebe ins Blut hineinziehen sollen, nicht im Blut selbst gelegen sein. Es muß vielmehr an andere treibende Faktoren gedacht werden: den sinkenden Blutdruck, den geänderten Kapillartonus, die geänderte Sauerstoffversorgung etc. Nach Krogh ist dieser Mechanismus unklar, jedoch dürfte dem Kapillartonus beim Ersatz der Blutbestandteile eine große Rolle zufallen. Dieser steigt zunächst durch die als Folge des Aderlasses auftretende Anaemisierung; hiedurch sperren sich die Kapillaren gegen jenes im Blut kreisende Hormon ab, das ihren Tonus bedingt; die Erweiterung der Kapillaren führt zum Einstrom der Flüssigkeit aus dem Gewebe. — Auf jeden Fall ist der Organismus bestrebt, sein Blutvolumen konstant zu erhalten. Der Flüssigkeitseinstrom in die Blutbahn, der dem Aderlaß folgt, ist ein Beweis dafür; mit welchen Mitteln er dies erreicht, ist jedoch unklar.

Das nach Aderlaß einströmende Gewebswasser führt zu einer nachweislichen Hydraemie und Hyperchloraemie (Veil). Vielfach ist unter Klinikern und Ärzten die Meinung verbreitet, eine Hydraemie müsse zur Diurese führen, und so wird mancherorts der Aderlaß als Diuretikum empfohlen. Wie wir im Abschnitt über Wasserhaushalt zeigen werden, ist die Hydraemie nicht der Reiz für eine Diurese. Sie kann im Gegenteil auch der Beweis für mangelhafte Nierenfunktion sein, indem die Niere das durch das Blut angebotene Wasser mangelhaft ausscheidet. In praktischer Hinsicht müssen wir aber Nonnenbruch[1]) beistimmen, der nach Aderlaß keine Diurese sah, und wenn sie vereinzelt auftritt, so mag dies durch die oben geschilderte Kreislaufbesserung bedingt sein.

Der Aderlaß übt noch andere Wirkungen auf den Stoffwechsel aus. Der gesamte Stoffwechsel, speziell bei Nierenkranken, dürfte erhöht

[1]) Nonnenbruch W.: Über den Aderlaß. Münch. med. Wochenschr., S. 2. 1925.

werden (Nonnenbruch). Seit Luithlen werden Beziehungen des Aderlasses zur unspezifischen Therapie gesucht, und hier wird speziell eine Proteinkörperwirkung angenommen. Freund und seine Mitarbeiter konnten zeigen, daß sowohl nach Kaseosaninjektionen als auch nach Aderlaß zweifellos Abbauprodukte im Blut auftraten, denen verschiedene biologische Wirkungen zukommen und die sonst im Blut nicht vorkommen. Becher konnte zeigen, daß bei nephrektomierten Hunden durch Aderlaß der Rest-N im Gewebe anstieg, was Nonnenbruch allerdings nicht ganz bestätigen konnte. Hiezu kommt auch noch folgendes: Angenommen, daß durch den Aderlaß Giftstoffe aus den Geweben ins Blut übertreten. Hiefür ist auch noch eine Stütze in Befunden von F. Donath und mir[1]), die wir allerdings erst nach sehr starkem Aderlaß gesehen haben, zu suchen. Wir sahen in den Geweben deponiertes Fett nach sehr starken Aderlässen ins Blut übertreten. Wenn wir nun, ähnlich wie bei der Uraemie, annehmen, daß auch hier Substanzen aus den Geweben ins Blut übertreten, was ja nach den Befunden von Freund und Dresel nicht zu bezweifeln ist, so kreisen diese Substanzen doch nur kurze Zeit in der Blutbahn, um neuerdings in die Abfangorgane zu verschwinden. Speziell bei der Uraemie muß dies der Fall sein, da ja die Ausscheidung der harnpflichtigen Substanzen durch die Niere aufs schwerste daniederliegt. Danach würde der Aderlaß nicht ohne weiteres als giftentlastender Eingriff bei Uraemie gewertet werden können. Tatsächlich stimmt dies auch mit der klinischen Erfahrung überein: Bei einer wirklichen Uraemie kann man durch Aderlaß, wenn überhaupt, nur sehr Vorübergehendes leisten. Lichtwitz[2]) sagt vom Aderlaß bei der Uraemie: „Er wirkt nicht durch ‚Giftentziehung und -verdünnung', sondern wahrscheinlich durch eine Entlastung des Gefäßsystems und eine Änderung der Blutverteilung (reflektorische Hyperaemie). Sein Erfolg ist umso besser, je schneller das Blut fließt." Er empfiehlt daher statt Venaepunctio eine Venaesectio bei der Uraemie vorzunehmen. Neben dieser Druckentlastung des Kreislaufes mag u. a. vielleicht auch eine solche des Gehirns statthaben; geht bei einer Uraemie der Blutdruck herunter, was als schlechtes Zeichen zu werten ist, so ist der Aderlaß eher kontraindiziert. Beim Koma diabeticum ist der Aderlaß völlig wirkungslos.

Die Regeneration des Blutes geht nach Aderlaß rasch vor sich, rascher die der Erythrocyten als jene des Haemoglobins. Kernhaltige Erythrocyten treten nicht auf. Ein speziell bei Anaemien therapeutisch verwendbarer Reiz auf die Erythropoese wird nicht ausgeübt. Bei Polyglobulie hat Eppinger Aderlaß zur Entlastung empfohlen.

Damit hätten wir einiges angeführt, was wir über die Theorie des Aderlasses wissen; daraus ergibt sich von selbst seine praktische Verwertung.

---

[1]) Saxl P. und F. Donath: Über die pharmakologische Beeinflussung der Abfangorgane des reticulo-endetholialen Systems. Verhandl. d. dtsch. Ges. f. inn. Med., S. 301. 1925.

[2]) Lichtwitz. Praxis der Nierenkrankheiten. S. 177. Berlin: J. Springer. 1925.

1. Herabsetzung eines exzeptionell hohen arteriellen Blutdruckes, speziell im Gehirn; die gleiche Indikation gilt für kongestionierte Apoplektiker. Schematisch-periodische Aderlässe bei Hypertonikern, die von ihrem hohen Blutdruck keine Beschwerden haben, dürften keine Bedeutung haben, worauf speziell auch Pal hinweist[1]). Apoplektische Insulte bei erhöhtem Blutdruck und guter Herztätigkeit sind keine Kontraindikation (Bürger)[2]).

2. Herabsetzung des Venendruckes bei Kreislaufinsuffizienz mit erhöhtem Venendruck (gestauten Venen, Emphysem, Pneumonie). Für das Lungenoedem kommt gleichfalls die Entlastung des rechten Herzens in Betracht.

3. Eine der unspezifischen Therapie entsprechende Komponente, die neben Dermatosen auch bei der Pneumonie in Wirkung tritt.

4. Entlastung bei Polyglobulie.

Nicht anerkennen würden wir die Indikation der Entwässerung, da wir diese, wie gesagt, nicht beobachten konnten. Entgiftung der Gewebe erscheint uns in jenen Fällen, wo die Nierenfunktion darniederliegt, unwahrscheinlich zu sein; bei erhaltener Nierenfunktion könnte an sie gedacht werden. (CO_2 Vergiftungen etc.)

Bei nephritischer Oligurie ist es vielfach üblich, einen Aderlaß zu machen und dann eine Infusion nachzuschicken. Kochsalz sollte hier nicht für die Infusion verwendet werden; Traubenzucker in $7^0/_0$iger Lösung (200 bis 500 cm^3) ist geeigneter. Eine solche Infusion hat nur dort einen Sinn, wo keine Oedeme bestehen. Einen wirklichen Erfolg sieht man auch beinahe niemals.

Und nun zum zweiten Teil unseres heutigen Themas — zur Einwirkung von Injektionen auf den Organismus.

Die Injektionstherapie ist heute so weit verbreitet, daß kein Arzt auf sie verzichten könnte. Das gilt von subkutanen, intramuskulären wie auch von intravenösen Injektionen. Wenig bekannt ist, daß die Injektion auch als solche eine allgemeine Wirkung auf den Organismus hat, bei der es — worauf gerade in letzter Zeit hingewiesen wurde — in gewisser Hinsicht nur darauf ankommt, daß injiziert wird und erst in zweiter Hinsicht auf das, was injiziert wird.

---

[1]) Pal J.: Hypertonische Einstellung der glatten Muskulatur als Krankheitseinstellung. Klin. Wochenschr, S. 1995. 1925: „Unsinnig sind die als therapeutische Maßnahmen überhandnehmenden Aderlässe bei der arteriellen Hypertonie. Die Blutentziehungen können nichts an der hypertonischen Einstellung ändern. Sie sind, wie ich nicht genug betonen kann, für die akuten, durch akute Drucksteigerung bedingten Anfälle vorzubehalten. Wenn der Kranke sich in einem geregelten Betriebsdruck, also ohne Überdruck und ohne subjektive Beschwerden befindet, soll man ihn möglichst unbehelligt lassen."

[2]) Bürger M.: Physiologische Grundlagen, Indikationen und Wirkungen des Aderlasses. Klin. Wochenschr., S. 1241. 1925.

Bleiben wir zunächst bei der subkutanen und intramuskulären Injektion, wobei allerdings zu bemerken ist, daß wir besser über kutane und intrakutane, als über jene Reize informiert sind, die durch subkutane und intramuskuläre Eingriffe hervorgerufen werden. Diese Ansprechbarkeit des Organismus auf kutane und intrakutane Reize hat jedoch ein größeres theoretisches und auch ein praktisches Interesse, so daß wir kurz auf sie eingehen wollen. Daß kutane Reize zunächst lokal wirken, darüber hinaus aber allgemein an der ganzen Haut wirken können, daß ihnen eine Tiefenwirkung und eine Allgemeinwirkung zukommt, ist von hydrotherapeutischen Maßnahmen her bekannt. Daß wir mit chemischen Reizen, welche die Haut treffen, Ähnliches finden können, ist aus der älteren Therapie der Gegenreize bekannt. Neuerdings hat Stahl[1]) in kapillarmikroskopischen Untersuchungen folgendes gezeigt: Applizierte er eine Senfölsalbe auf die Haut, so konnte er nicht nur lokal, sondern am entfernten Nagelfalz des Fingers kapillare Wirkungen beobachten. Daß gleichzeitig Tiefenwirkungen auftreten, ist anzunehmen. Daß derartige Kapillarerweiterungen, also Fernwirkungen nervös-reflektorisch entstehen, ist wahrscheinlich; in dieselbe Gruppe gehören die interessanten Beobachtungen Moros, der gelegentlich bei Kindern nach Einreibung einer Hautstelle mit Tuberkulin an einem Arm eine Reaktion an der symmetrischen Stelle des anderen auftreten sah. Ähnlich sah Glaser[2]) bei der Tuberkulinophthalmoreaktion des einen Auges Reaktionserscheinungen am anderen unbehandelten Auge.

Daß die unverletzte Haut für die Aufnahme nicht nur anorganischen Materials (Jod, Quecksilber), organischer Verbindungen niedriger (Salicyl) wie höherer Konstitution (Tuberkulin, Proteine) geeignet ist, mag vielleicht auch mit ihrer starken Reaktionsfähigkeit zusammenhängen. So konnten Seliger und Hermann[3]) nach Einreibung eines anscheinend völlig reizlosen Proteinkörpers (Derma-Protein) auf die Bauchhaut von Kaninchen makroskopisch keine Veränderungen an der Haut sehen; mikroskopisch waren jedoch die unteren Schichten der Epidermis stark gequollen, das subkutane Gewebe aufgelockert und mit vereinzelten Leukocyten und Hystiocyten durchsetzt. Sie konnten auch mannigfaltige Wirkungen im Organismus feststellen, die sie als Wirkung des resorbierten Proteinkörpers auffassen, wie Leukopenie mit folgender Leukocytose, erhöhte Senkungsgeschwindigkeit, erhöhtes Gerinnungsvermögen, erhöhte baktericide Kraft des Serums etc. Ich möchte meinen, man müßte hier zwischen der Wirkung unterscheiden, die nur eine Folge des Hautreizes ist, und der Wirkung der resorbierten Substanz.

---

[1]) Stahl: Untersuchungen über Einwirkung von Reizmitteln auf die Haut. Dtsch. med. Wochenschr., S. 2069. 1925.

[2]) Glaser: Bedeutung des vegetativen Nervensystems bei dem Einfluß der Umwelt auf den Organismus. Klin. Wochenschr., S. 1580. 1925.

[3]) Seliger und Hermann: Perkutane Reizkörperbehandlung. Klin. Wochenschr., S. 2490. 1925.

Noch wesentlich stärkere Reaktionen werden durch intrakutane Injektionen hervorgerufen. Ihr Auftreten wurde speziell von E. F. Müller beobachtet. Er injizierte 0,1 cm^3 Aolan intrakutan und fand etwa 30 Minuten nachher einen starken Leukocytensturz um etwa 30% der Ausgangszahl der Leukocyten und noch viel mehr als das; in den inneren Organen, speziell der Leber, findet sich gleichzeitig eine Leukocytose. Es erinnert dieser Vorgang des Leukocytensturzes, der von vielen Autoren bestätigt wurde, zuletzt von Lasch und Perutz[1]) an die kolloidklastische Krise von Widal. E. F. Müller nimmt an, daß es sich im Falle der intrakutanen Reaktion um einen vegetativ-nervösen Reflex handelt, der mit aktiver Kapillarerweiterung in der Peripherie, mit aktiver Verengerung in der Leber einhergeht. Auch mit anderen Substanzen (physiologischer Nacl-Lösung, sogar Luftinjektion) gelingt es, derartige Leukocytenstürze hervorzurufen. Eine ganze Reihe von Autoren, zuletzt auch Lasch und Perutz, haben sich dieser Meinung angeschlossen. Wollheim[2]) führt geänderte Leukocytenverteilung auf Schwankungen der Elektrolyte bzw. lokale Aziditätsschwankungen zurück.

Die Flüchtigkeit des oben geschilderten Vorganges der Schwankung der Leukocyten, des Kapillartonus oder der kapillaren Innervation, eventuell der Beeinflussung von Harnazidität und Harnsäureausscheidung (wir kommen im folgenden darauf zurück), spricht nicht dagegen, daß ihr gelegentlich eine pharmakodynamische Bedeutung zukommen kann. Daher dürfen wir keineswegs nur aus theoretischen Gründen diesen und anderen gleich zu schildernden, von der Haut auszulösenden Vorgängen unser Interesse zuwenden.

Vielmehr liegen in der Literatur bereits Beobachtungen vor, daß auch in praktischer Hinsicht der intrakutanen Injektion eine Sonderstellung zukommt und daß, was injiziert wird, ganz bedeutend verstärkt wird durch die intrakutane Applikationsart. Ich zitiere hier einen der letzten Bearbeiter dieses Problems, Johann Weitgasser[3]) über „Intrakutane Eigenblutreaktionen" aus der dermatologischen Klinik in Graz. „Daß die intrakutane Injektion eine tiefgreifende Allgemeinwirkung erzeugen kann, zeigen die bekannten Allgemeinreaktionen der haemoklasen Krise (nach Widal, Abrami und Jankovesco), insbesondere des peripheren Leukocytensturzes (E. F. Müller, Hoff, Hahn, Ritter), und Stoffwechselumstimmungen, wie sie K. Vollmer und S. Paul beobachteten. Ersterer konnte zeigen, daß durch drei Quaddeln 0,1 cm^3 physiologische Kochsalzlösung, intrakutan appliziert, die normalerweise

---

[1]) Lasch und Perutz: Experimentelle Untersuchungen über die Ursache des Leukocytensturzes nach Intrakutaninjektionen. Zeitschr. f. ges. exp. Med., Nr. 48, S. 356. 1926.

[2]) Wollheim: Entstehungsmechanismus der alimentären Leukocytose und Leukopenie. Klin. Wochenschr., S. 1960. 1925.

[3]) Weitgasser: Intrakutane Eigenblutreaktionen. Med. Klinik, S. 332. 1925.

geradlinig oder parabolisch ansteigende Harnaziditätskurve jäh unterbrochen wird und es zu einer Verminderung der Harnsäure und Schädigung durch ungefähr eine Stunde kommt. Unsere Erfahrungen mit intrakutanem Eigenblut, wobei, wie wir schon erwähnt, ... drei Quaddeln zu je 0,2 g setzten, decken sich nicht nur mit jenen ersterwähnten Allgemeinreaktionen, sondern beweisen, daß durch sie mitunter Reaktionen ausgelöst werden, die eine ganz gewaltige Umstimmung des gesamten Organismus und schwere Schädigung von Organbezirken zur Folge haben können. Es traten Temperaturen bis 40° auf, ja, einmal wurde sogar ein Anstieg bis 41,4° mit schwerem Kollaps beobachtet. Als Begleitsymptom dieser Fieberreaktion haben sich weiters Kopfschmerzen, Kreuzschmerzen, Mattigkeit in den Gliedern, Schläfrigkeit eingestellt, Symptome, die wir wohl auch als Allgemeinreaktionen auffaßten." „Weiters erscheint uns die Menge des injizierten Blutes für den Ablauf der Reaktionen wenig ausschlaggebend zu sein. Wir beobachteten zwei Fälle, die nur immer $2 \times 0{,}1$ g Eigenblut bekamen und doch nach der dritten bzw. vierten Injektion mit 40 bis 40,1° Fieber reagierten. Ähnlich äußert sich auch Hoff [1])".

Gleichfalls von größerem Interesse ist auch die Beobachtung von E. F. Müller, H. S. Wiener und R. E. Wiener [2]), die allerdings noch weiterer Bestätigung harrt, daß intrakutan einverleibtes Insulin stärker und anders wirkt als intravenös einverleibtes; zwischen beiden liegt die subkutane Einverleibung. Intravenöse Einverleibung geht mit starker hormonaler Wirkung einher (Zuckerabbau), die intrakutane mit einem vegetativ-nervösen Reflex, der zu Glykogenanbau in der Leber führt; zwischen beiden steht die subkutane Einverleibung. In einer kürzlich erschienenen Arbeit kommt F. Hoff [3]) speziell darauf zu sprechen, daß es sich bei der Wirkung der intrakutanen Injektion selbst indifferenter Stoffe, doch nicht nur um das Wo, sondern auch um das, was injiziert wird, handelt. Zunächst lehnt er die vagotonische Genese des Leukocytensturzes und der Intrakutaninjektion ab und nimmt nur eine den Reiz vermittelnde Wirkung des vegetativen Nervensystems an. Sodann konnte Hoff zeigen, daß intravenös injiziertes Kongorot in eine durch Normosal gesetzte Quaddel nicht hineingeht, wohl aber in eine durch Insulin gesetzte. Dabei handelt es sich hier um eine „elektive", durch die physikalisch-chemische Eigenschaft des Injektionsmittels bedingte Erscheinung in der Haut, nicht gerade um eine direkte bessere Entfaltung der pharmakologischen Eigenschaften. Anderseits sah auch Hoff sehr starke Wirkung von z. B. intrakutan gegebenem Atropin ($^1/_{20}$ mg). Die eigenartige biologische Stellung und Zusammensetzung der Haut erklärt die starke Wirkung der intrakutanen Injektion.

[1]) Hoff F.: Über Hautinjektion und Intrakutaninjektion. Med. Klinik, S. 1317. 1924.

[2]) Müller E. F., Wiener H. S. und R. E. Wiener: Zum Mechanismus der Insulinwirkung. Münch. med. Wochenschr., S. 1677. 1925.

[3]) Hoff F.: Über die Wirkung der Intrakutaninjektion. Zeitschr. f. klin. Med., Nr. 102, S. 745. 1926.

Wir sehen demnach hier, von wie großer Bedeutung der Ort der Applikation ist, wo injiziert wird, ob wir intrakutan, subkutan, intramuskulär oder intravenös injizieren. Daß letzteres im allgemeinen intensiver wirkt, wissen wir vom Adrenalin, Pituitrin, Atropin etc. Hier tritt die Wirkung rascher ein und ist unvergleichlich stärker bei der intravenösen als bei der subkutanen Injektion. Doch gleicht sich der Endeffekt dieser Wirkungen bzw. der Unterschied zwischen intravenöser und subkutaner Injektion oft völlig aus; eigene Erfahrungen habe ich hierüber bei der Novasurol-Diurese gesammelt. Bei intravenöser Injektion tritt die Wirkung langsamer ein, verläuft langsamer, aber der Endeffekt ist völlig der gleiche. Daß manche Substanzen oral besser wirken als injiziert, ist speziell von der Digitalis bekannt, wo selbst bei Injektion größerer Mengen von Digitalis die angestrebte Kumulierung nicht zu erzielen ist. Endlich sieht man von Salicylinjektionen keine so günstigen Erfolge wie von der peroralen Salicyltherapie. Von der Geschwindigkeit, mit der Substanzen zur Wirkung kommen, mag manchmal bei mannigfaltigem Angriffspunkt die eine oder die andere Wirkung mehr zur Geltung kommen, wenn wir intravenös oder aber subkutan injizieren. So wissen wir, daß intravenös injiziertes Pepton die Gerinnungszeit des Blutes herabsetzt, während von Politzer die subkutane Peptoninjektion als Haemostaticum empfohlen wurde, angeblich durch Wirkung des Peptons auf die Venen der Lunge. Um endlich noch ein Beispiel für die Verschiedenheit der Applikationsart zu erwähnen, sei darauf hingewiesen, daß die rektale Einverleibung von Digitalis häufig günstiger wirkt als Injektionen, was damit erklärt wird, daß bei dieser Art der Einverleibung die Digitalis die Leber umgeht und direkt in den großen Kreislauf kommt.

Die Resorption und die eventuell lokalschädigende Wirkung einer subkutanen Injektion kann auch verschiedentlich beeinflußt werden: so haben A. Müller-Deham und ich bereits vor langer Zeit zeigen können, daß ein Zusatz von Kolloiden zu Kalzium die enorm nekrotisierende Wirkung des Kalziums durch Peptonzusatz aufhebt, so daß Kalzium intramuskulär injiziert werden kann (in Form von Kalzine Merck, einer Kalziumgelatine, welche vor dem Gebrauch 10 Minuten erhitzt werden muß). H. H. Meyer und P. Freud haben gezeigt, daß ein Zusatz anaesthesierender Substanzen die sonst infiltrationserzeugende Wirkung von Digitaliskörpern, Strophantin etc. ermöglicht, ohne daß eine lokale Reizwirkung zustande kommt. P. Freud kombinierte Salvarsan mit Anaestheticis und Kolloidzusätzen (Lysargan, Pharm. Ind. A. G., Wien). Das Präparat kann reizlos injiziert werden und hat nach dem Autor volle Salvarsanwirkung.

Anderseits können wir bei lokaler Applikation von Kokain dessen rasche Resorption durch Zusatz von Adrenalin verhindern.

Daß jegliche intravenöse Injektion Veränderungen im Blut und seinen Ufergeweben, den Endothelien der Gefäße und der Reticulo-Endothelien hervorrufen muß, daß eine eventuell schädigende Wirkung auf die Kapillaren leicht möglich ist, daß sich ferner die Frage erhebt:

wohin kommen die ins Blut injizierten Substanzen, wo werden sie abgelagert? — das sind Probleme, die in ihrer Einfachheit sich von selbst ergeben, aber doch erst in jüngster Zeit eine zum Teil eingehendere Bearbeitung erfahren haben. Es berührt eigentlich merkwürdig, daß trotz der außerordentlich reichlichen und vielseitigen Verwendung der intravenösen Injektion, die insbesondere seit dem Aufkommen der Salvarsantherapie einen ungewöhnlichen Umfang angenommen hat, die theoretischen Grundlagen über Allgemeinreaktionen und über das Verschwinden von Substanzen noch wenig studiert wurden. Wohl wissen wir, daß nicht selten nach intravenösen Injektionen aller Art Fieber- und Schüttelfröste auftreten, besonders wenn sie nicht völlig klar sind (Vaccine) oder aber wenn Metalle injiziert werden (Salvarsan, Quecksilber, Arsen); aber auch klare indifferente Lösungen, z. B. physiologische Kochsalzlösung, kann gelegentlich hohes Fieber hervorrufen, und, wie wir hier vornehmlich betonen möchten, hängt das nicht immer ab von dem, was wir injizieren, sondern speziell auch von dem Zustande, in dem sich der Patient bzw., wie wir glauben möchten, speziell seine Abfangorgane befinden (vgl. unten). Wir sehen ferner gelegentlich Schmerzen im Rücken, Dyspnoe, Blässe, Kleinwerden des Pulses bis zum Kollaps und auch diesen auftreten. Nach anderen Injektionen tritt mit größter Regelmäßigkeit Hitzegefühl auf (Chinin, Kalzium[1]), Trypaflavin). Das Wesen dieses Hitzegefühls ist bisher nicht recht aufgeklärt.

Es muß daher als sehr verdienstlich bezeichnet werden, daß diese Allgemeinreaktionen in letzter Zeit von Handovsky[2]) und von dem Amerikaner Hanslik (zitiert nach Handovsky) studiert wurden. Handovsky und ebenso Hanslik gelangten zur Anschauung, daß es gerade bei der intravenösen Injektion nicht so sehr darauf ankomme, was man injiziert, sondern schon darauf, daß man injiziert. Die Injektion selbst stellt einen Eingriff von nicht zu unterschätzender Bedeutung dar.

Hanslik stellte im Tierversuch nach intravenöser Injektion verschiedenster Substanzen, auch solcher, die wir in der Klinik verwenden, z. B. 40% Urotropin, unter vielen anderen eine Gruppe von Symptomen fest, die sowohl er wie Handovsky als kolloidoklastisch auffassen: Embolien und Thrombosen der kleinen Lymphgefäße, periarterielle und peribronchitische Oedeme, gelegentliche Lungenblähung, ferner Veränderungen des Blutdruckes und der Temperatur. Im Blut finden sich Veränderungen der Senkungsgeschwindigkeit, der Leukocytenzahl, der Gerinnungszeit, der Agglutinationsfähigkeit sowie der Zusammensetzung des Blutes. Handovsky konnte einen solchen Trümmer der Kolloidoklasie (Cholestearin) und seine Veränderungen erfassen und studieren. Ebenso konnte er nachweisen, daß die Adrenalinempfindlichkeit beim Kaninchen nach Wasserinfusion herab-

---

[1]) Merkwürdig ist, daß das Additionsprodukt von $CaCl_2$ an Harnstoff (Aphenil) eine mächtige Hitzewirkung ausübt, während das gleiche Additionsprodukt des Strontiums, das Strontiuran, das pharmakologisch ganz ähnliche Wirkungen ausübt, keine Hitzereaktion auslöst.

[2]) Handovsky: Über die intravenöse Injektion. Dtsch. med. Wochenschr., S. 98. 1925.

gesetzt wurde. Es tritt eine Säuerung des Blutes ein. Handovsky wie Hanslik nehmen eine Schädigung der Oberfläche des Kapillar-Endothels an.

Mit Recht warnen die beiden Autoren und auch C. Hirsch[1]) vor überflüssiger intravenöser Injektion. Es ist selbstverständlich, daß Substanzen, deren Wirksamkeit durch intravenöse Injektion erhöht werden muß, z. B. Digifolin, Chinin, oder Substanzen, die wegen lokaler Infiltrationsbildung nicht anders injiziert werden können, wie Trypaflavin u. a. nicht anders als intravenös gegeben werden. Aber bei allen Injektionen, speziell neu einzuführenden oder nicht erprobten, werden die genannten Faktoren berücksichtigt werden müssen. Anderseits dürfen m. E. obige Schädlichkeiten nicht allzuhoch eingeschätzt werden. Wissen wir doch z. B., daß gerade Urotropin, selbst in sehr hoher Konzentration intravenös injiziert, ohne jeden Schaden vertragen wird. Wichtiger ist die Kombination und Reihenfolge von Injektionen, auf die wir noch im folgenden zu sprechen kommen. Betont soll noch werden, daß die Venen eines jeden Menschen äußerst geschont werden sollen, da man nicht wissen kann, ob man sie nicht für lebensrettende und wichtige Injektionen und Infusionen benötigt.

Das zweite Problem der intravenösen Medikation, das wir oben erwähnt haben: Was geschieht mit den injizierten Substanzen, wohin wandern sie, wo werden sie abgelagert? haben F. Donath und ich [2]) neuerdings studiert. Berührt sich dieses Problem auch mit der Frage nach der Verteilung von Medikamenten im Organismus überhaupt — wissen wir doch, daß auch per os gegebene Medikamente sich in bestimmten Organen ablagern —, so hat die Frage nach der Ablagerung jener Medikamente, die wir intravenös injizieren, noch ein ganz spezielles Interesse. Kommt es uns doch bei gewissen Substanzen gerade auf das Kreisen in der Blutbahn an, z. B. bei Gefäßmitteln, wie Chinin, Adrenalin etc.

Im allgemeinen, auf Ausnahmen kommen wir später zu sprechen, verschwindet alles, was wir ins Blut injizieren, mit großer Geschwindigkeit aus diesem und ist einige Minuten nach der Injektion nicht mehr nachweisbar.

Wohin verschwinden nun diese Substanzen? Korpuskuläre und suspendierte Substanzen, lebende und tote Bakterien, Tusche, Karmin, kolloidales Silber, Lecithin und Cholestearin, ferner Fettemulsionen, Eisensacharate werden von dem makrophagen Apparat im Reticulo-Endothel Aschoffs abgefangen und daher in den Kupfferschen Sternzellen der Leber, im Reticulo-Endothel der Milz, der Drüsen, des Knochenmarks, des Unterhautzellgewebes, ferner in bestimmten Anteilen der Lunge und Niere deponiert und sind dort mikroskopisch nachgewiesen worden. Treten Bakterien bei der septischen Bakteriaemie im Blute auf, so ist das ein Zeichen schwerster Schädigung des reticulo-endothelialen Systems. Ursprünglich von diesem abgefangen,

[1]) Hirsch C.: Über Injektionstherapie. Ebenda, S. 20. 1926.

[2]) Saxl P. und F. Donath: Intravenöse Injektionen bei blockiertem reticulo-endothelialem System (Blockierungstherapie). Wien. klin. Wochenschr. Nr. 26. 1924.

kehren sie beim Versagen des Abfangapparates wieder ins Blut zurück (vgl. auch Singer)[1]). Die Lipaemie ist nur dadurch möglich, daß konstant Fett nachströmt oder auch, daß auch hier das reticulo-endotheliale System geschädigt ist. Auch gelöste Substanzen, die ins Blut injiziert werden, verschwinden mit größter Geschwindigkeit aus diesem. Wasser, Kochsalz, Traubenzucker, Eiweißderivate (Harnstoff, Aminosäuren) sind nach der Injektion selbst großer Mengen sofort nachher im Blute gar nicht oder nur in sehr geringen Mengen nachweisbar[2]). Desgleichen verschwinden Toxine und Antitoxine sehr rasch, endlich Arzneimittel. So sehen wir Adrenalin beim Kaninchen in 7 Minuten, Argochrom beim Menschen in 3 Minuten verschwinden. Und auch das Trypaflavin wurde sehr rasch verschwinden gesehen. Salvarsan und Chinin sowie andere Medikamente verschwinden der Hauptmenge nach so rasch aus dem Blute, daß sie nach kurzer Zeit (längstens 30 Minuten) nur in sehr geringen Mengen in der Blutbahn vorhanden sind. Einzelne Farbstoffe verhalten sich anders, worauf hier nicht eingegangen werden soll. Nach unserer heutigen Anschauung ist es als ausgeschlossen zu bezeichnen, daß diese Substanzen die Blutbahn deswegen so rasch verlassen, weil sie ausgeschieden werden durch die Niere, durch die Galle in den Darm usw. Denn nach Schwarz und Pulay, Veil, Saxl und Heilig u. a. m. ist mit Sicherheit anzunehmen, daß die ausgeschiedenen Substanzen erst in den Geweben deponiert werden müssen, dann erst erfolgt auf diesen Reiz vom Gewebe her ihre Ausscheidung. Nicht der Gehalt des Blutes an auszuscheidenden Substanzen, sondern der Gehalt der Gewebe an ihnen ist maßgebend für ihre Ausscheidung. Da nun die injizierten Substanzen zuerst deponiert werden müssen, erhebt sich die Frage, wo diese Substanzen deponiert werden, welche Organe sind die Depotorgane, welche Gewebe sind die Depotgewebe?

F. Donath und ich haben nun den Wahrscheinlichkeitsbeweis erbracht, daß es der makrophage Apparat des reticulo-endothelialen Systems ist, welcher gleichfalls zunächst alle intravenös injizierten Substanzen, demnach auch die gelösten, abfängt und deponiert. Durch akute Blockierung, welche einer akuten Reizung oder Schädigung dieses makrophagen Apparates gleichkommt, kann man eine längere Verweildauer für injizierte Substanzen erzwingen. Wir konnten ursprünglich zeigen, daß nach einer vorangehenden Elektro-Kollargolinjektion, welche das reticulo-endotheliale System schädigt, eine längere Verweildauer für Wasser, physiologische Kochsalzlösung, Argochrom und Adrenalin im Blut erzwungen werden kann. Hugo Adler und Ernst Singer[3]) bestätigten diese Befunde, indem sie durch vorausgehende Elektro-Kollargolinjektionen eine längere Verweildauer von Kongorot im Blut herbeiführen konnten. Eine Reihe anderer Substanzen wirkte blockierend in diesem Sinne. So Pituitrin, Insulin, Narkotika und unspezifische Substanzen; ferner auch kleine Aderlässe. Von großer praktischer Wichtigkeit ist es, daß es beim Menschen

---

[1]) Singer E.: Über septische Infektionen. Med. Klinik Nr. 1. 1926.

[2]) Hypertonische Lösungen halten sich etwas länger im Blute, sind jedoch der Hauptsache nach auch nach 30 Minuten verschwunden.

[3]) Adler H. und E. Singer: Septische Infektionen und Sepsistheorie. Med. Klinik, S. 429. 1925.

gelingt, durch eine subkutane Injektion von 1 cm³ Pituitrin — wir verwendeten Pituisan-Sanabo — eine längere Verweildauer von nachher injizierten Substanzen (z. B. Trypaflavin) im Blut zu erzwingen (Saxl und Donath)[1]. Es handelt sich demnach hier um eine spezifische Einwirkung auf die Abfangorgane durch blockierende Substanzen. Wir konnten auch zeigen, daß wieder andere Vorgänge das reticulo-endotheliale System öffnen und dort deponierte Substanzen, z. B. Fett, wieder in die Blutbahn austreten lassen. Eine solche entblockierende Wirkung haben Peptoninjektionen und starker Aderlaß; wieder eine andere Bedeutung hat die Vorbehandlung mit Thyreoidin, welche ins Blut gebrachte Substanzen rascher aus diesem in die Depotgewebe verschwinden läßt. Schließlich ist es auch nicht gleichgültig, in welchem Zustand sich der makrophage Apparat des Organismus befindet, wenn wir eine intravenöse Injektion machen. F. Donath und ich und nach uns Hugo Adler und Fritz Reimann[2]) haben gezeigt, daß bei verschiedenen Zuständen, speziell bei Lebererkrankungen, aber auch bei Sepsis und bei anderen Infektionen, das Abfangvermögen des reticulo-endothelialen Systems gelitten hat. Es ist daher leicht ersichtlich, daß dort, wo Krankheiten eine Schädigung des Abfangvermögens hervorgerufen haben, intravenöse Injektionen im allgemeinen stärkere Reaktionen auslösen und schlechter vertragen werden. So sehen wir speziell bei diffusen Lungenerkrankungen, wie bei starker Stauungslunge, ferner bei Lungenentzündungen, starke Reaktionen auf Elektro-Kollargol und ähnliche Substanzen.

In groben Zügen sollte hier nur gezeigt werden, daß wir 1. bei jeder intravenösen Injektion uns zu fragen haben, in welchem Zustand sich der makrophage Apparat befindet, und ob der Abfangvorgang, der zum Teil ein Entgiftungsvorgang ist, gut funktioniert. Salvarsan, schwerer zu vertragende Desinficientia werden wir bei Sepsis, die mit schwerer Leberschädigung einhergegangen ist, oder anderen schweren Lebererkrankungen nicht geben; 2. müssen wir bedenken, daß, wenn wir zwei oder mehrere intravenöse Injektionen hintereinander machen, die erste eine blockierende Wirkung auf die zweite ausüben und so das Verschwinden derselben aus der Blutbahn beeinträchtigen kann. So sahen wir bei Herzkranken mit Stauungsorganen, daß Novasurol sehr schlecht vertragen wurde, wenn zuerst Elektro-Kollargol gegeben wurde. Auch die Kombination von Salvarsan, dem wir Novasurol einige Zeit nachher nachfolgen ließen, wurde bei starken Stauungszuständen, und um solche handelt es sich bei der entwässernden Novasuroltherapie, nicht gut vertragen. Hier

[1]) Saxl P. und F. Donath: Eine Funktionsprüfung der Abfangorgane des reticulo-endothelialen Systems. Wien. klin. Wochenschr., S. 64. 1925.

[2]) Adler H. und F. Reimann: Beitrag zur Funktionsprüfung des reticulo-endothelialen Apparates. Zeitschr. f. d. ges. lap. Med., 47. Bd., S. 617. 1925.

wirkt das Salvarsan blockierend (Del Baere)[1]. Hingegen sahen wir gute Wirkungen von pharmakologisch gesetzter Blockade bei der Verwendung von sogenannten Antisepticis. Darauf kommen wir im dritten Kapitel zu sprechen. Endlich ist 3. zu bedenken: welche Organe speichern die injizierten Substanzen? — Als ein Hauptspeicherungsorgan kommt unzweifelhaft die Leber in Betracht, dann Milz, Lunge, Knochenmark etc. — Die Leber kann die Substanzen speichern oder mit der Galle ausscheiden oder an das Blut weitergeben, wo die Substanzen nun wieder in der Lunge oder im Knochenmark usw. gespeichert werden können; von jedem Speicherungsort aus können die deponierten Substanzen weiterwandern und überall können die gespeicherten Substanzen verbrannt oder sonstwie geändert werden. Sie ersehen, eine wie große Zahl von theoretischen und praktischen Problemen sich an die Vorgänge einer intravenösen Injektion knüpft. Hier ist die Praxis der Theorie wohl bedeutend vorausgeeilt, aber die Theorie wird vielleicht noch manches an der Praxis verbessern können.

Infusionen geschehen zum Teil zu dem Zweck, eine Allgemeinwirkung auf den Organismus auszuüben, und, soweit dies ihre Aufgabe ist, soll hier kurz davon die Rede sein. Baylis hat bekanntlich als erster empfohlen, 6%ige Gummiarabicum-Ringerlösung zur Auffüllung des Gefäßsystems zu verwenden. Der gesunkene Blutdruck steigt nach Injektion von 1 Liter solcher Lösung manchmal bedeutend an. Erich Meyer fand nach dieser Gummiinfusion eine bessere Füllung des Herzens.

Die Injektion dieser Gummilösung ist speziell bei Fiebernden unter Umständen von sehr starker Allgemeinreaktion begleitet. Wir injizierten sie bei Kreislaufinsuffizienz im Gefolge von Grippe und bei Lungenentzündungen und sahen schwerste Schüttelfröste. Ich möchte Nonnenbruch[2]) beistimmen, der sagt: „Wir haben Grund zu glauben, daß es sich dabei vorwiegend um eine günstige Wirkung des Gummis auf den Vasomotorentonus handelt, besonders wohl auf das Splanchnicusgebiet und nicht darum, daß die Gummilösung wegen ihrer höheren Viskosität länger in der Blutbahn bleibt. Denn immer wieder angestellte Versuche ließen uns im Gegensatz zu anderen Untersuchern nach Baylißlösung keine andere Wirkung auf die Höhe der Blutkonzentration erkennen, wie nach Ringerlösung.“ Auch wir müssen uns nach unseren oben dargelegten Versuchen und Anschauungen die Vorstellung machen, daß die Gummilösung, ebenso Infusionen mit Normosal, das eine speziell äquilibrierte physiologische Kochsalzlösung darstellt, nicht durch ihr längeres Verweilen in der Blutbahn, sondern nach ihrer und durch ihre Resorption vom Gewebe her wirken.

In Praxi wird heute die Gummilösung wenig mehr verwendet. Für analeptische Zwecke empfiehlt sich Transfusion von Blut oder von hypertonischer Traubenzuckerlösung (200 bis 300 cm^3 10%iger Lösung). Auch vom transfundierten Blut wissen wir, daß es nicht allzulange im Blute kreist. Hierauf kommen wir weiter unten zu

[1]) Del Baere: Die Ausscheidung des Neosalvarsans durch das reticulo-endotheliale System und die dabei auftretende blockierende Wirkung. Wien. klin. Wochenschr. S. 1130. 1925.

[2]) Nonnenbruch. l. c,

sprechen. Daß Traubenzucker nicht lange im Blut kreist, wurde bereits oben erwähnt. Er tritt aus der Blutbahn aus und entfaltet von den Geweben her eine — sagen wir zunächst ganz allgemein — analeptische Wirkung. Wo keine Störung im Kochsalzstoffwechsel vorliegt, können auch Infusionen mit physiologischer Kochsalzlösung oder mit Ringerlösung verwendet werden. Hypertonische Kochsalzlösung hat unter Umständen auch eine wesentlich stärkere analeptische Wirkung als die isotonische. So sahen wir bei der starken Entwässerung von Cholerakranken durch Injektion von 2- bis $4^0/_0$iger Kochsalzlösung (200 bis 100 cm^3) oft ein sehr rasches Aufleben der Patienten.

Zweiter Vortrag

Unspezifische Therapie

M. H.! Unser heutiger Vortrag behandelt eines der wichtigsten in der letzten Zeit bearbeiteten Themen, an dem nicht nur die Therapie, sondern auch die allgemeine Pathologie vieles gelernt hat. Es ist unmöglich, im Rahmen eines Vortrages diesen ganzen Fragenkomplex erschöpfend zu behandeln. Sind doch diesem Thema in letzter Zeit ausführliche und lesenswerte Monographien von Petersen[1]) und von Stejskal[2]) gewidmet worden, die alle Einzelheiten enthalten. Wir wollen uns heute nur mit den Marksteinen der hier in Rede stehenden Probleme beschäftigen und in aller Kürze den heutigen Stand der klinischen wie theoretischen Bedeutung dieser Therapie würdigen.

Zunächst möchte ich einen kurzen historischen Überblick über das Werden dieser Therapie geben, nicht um „Historie“ zu treiben, sondern weil die Genese dieser Therapie das recht deutlich wiedergibt, was wir schließlich von ihr wissen und brauchen können. Schon zu Beginn der neunziger Jahre hatte Rumpf Pyocyaneusvaccine zur Behandlung verschiedener Erkrankungen empfohlen. Nach ihm desgleichen Dehio. Schafer behandelte Arthritiden mit verschiedenen Bakteriengemischen, Renault verschiedene Entzündungen mit Typhusvaccine etc. Die moderne Bearbeitung der unspezifischen Therapie hat von der Behandlung des Typhus abdominalis mit intravenöser Behandlung von Typhusvaccine ihren Ausgang genommen. Wenige Minuten oder wenige Stunden nach Einverleibung der Vaccine beim Typhuskranken trat bei dieser heute verlassenen Medikation ein mächtiger Schüttelfrost auf. Die Temperatur stieg nicht selten zu den Höchsttemperaturen von 41 bis 42⁰. Diesem gewaltigen Temperaturanstieg folgte in vielen Fällen eine Entfieberung auf 36⁰. Diese dauert einige Stunden an. Dann stieg in den meisten Fällen die Temperatur neuerlich; in einzelnen Fällen stieg sie jedoch nicht an. Der Typhus war abortiv geheilt. Die gewaltige Temperatur-

[1]) Petersen W.: Proteinkörpertherapie. Berlin: Julius Springer. 1923.

[2]) Stejskal K.: Neue therapeutische Wege. Wien—Leipzig: Šafař J. 1924. Diese beiden Bücher enthalten die einschlägige Literatur.

steigerung und die nachfolgende Senkung von 41° auf 36° ging häufig mit Kollaps einher. War jedoch die normale Temperatur einmal erreicht worden, so fühlten sich die Patienten meistens sehr wohl. Durch R. Kraus und seinen Mitarbeiter Mazza war gezeigt worden, daß die Wirkung der Typhusvaccine keine spezifische war, daß vielmehr die gleiche Wirkung durch Vaccinierung mit abgetöteten Colibakterien erzielt werden kann. Auch konnte mit diesen Vaccinen bei anderen infektiösen Krankheiten, speziell bei Puerperalsepsis, Erfolg erzielt werden. Damit war in die bis dahin geltende Meinung, es handle sich bei der Typhusbehandlung mit Typhusvaccine um einen spezifischen Vorgang, eine Bresche gelegt worden — der Vorgang war als unspezifisch erkannt. Durch Lüdke war dann gezeigt worden, daß durch intravenöse Injektion mit Deuteroalbumose der gleiche Effekt zu erzielen war, daß demnach die Verwendung von organisiertem Material, wie Vaccine, nicht notwendig war, sondern anscheinend nur die von Proteinkörpern. Wir werden jedoch gleich sehen, daß auch andere Körper das gleiche leisten und, intravenös injiziert, im selben Sinn wie bei Typhus wirken können, wie Typhusvaccine. Nachdem von verschiedenen Autoren, wenn auch schwache, so doch immerhin deutliche Wirkungen von subcutanen Injektionen mit Typhusvaccine auf den Verlauf der Typhuskurve gegesehen wurden, anderseits von Engländer über günstige Einwirkung von Kochsalzinfusionen auf den Typhusverlauf berichtet wurde, habe ich dann die Milchinjektion in die Therapie eingeführt, von dem Gedanken ausgehend (Paltauf), daß die Hyperpyrese, die durch die Injektion der erwähnten Substanzen bedingt wird, Antipyrese erzeugt. Die Milchinjektion schien mir damals ein sehr bequemes Mittel zur Erzeugung dieser Hyperpyrese zu sein. In meiner ersten Mitteilung habe ich auch den charakteristischen Verlauf des Fiebers nach Milchinjektion beschrieben. An Typhuskranken wurde die 48stündige Dauer dieses Fiebers und sein charakteristischer Verlauf festgestellt. Denselben Verlauf zeigen häufig andere fieberhafte Erkrankungen. Ich nannte diesen Fiebertypus, dessen Höhe durch die Milchinjektion gesteigert wurde, den labilen Typus, im Gegensatz zum normalen Typus und dem Fiebertypus anderer Krankheiten, welchen ich als stabilen Typus bezeichnete. Müller, Leiner und Zupnik haben bei Verwendung von Mäusetyphusvaccine zwischen hartem und weichem Fieber unterschieden. R. Schmidt veröffentlichte wenige Wochen nach meiner Mitteilung Beobachtungen, die zunächst nicht auf die therapeutische Verwertung von Milchinjektionen hinzielten. Auch er fand wechselnde Fieberbereitschaft bei verschiedenen Krankheiten, sprach von Apyrexie der Diabetiker und Carcinomkranken und studierte die verschiedene Reagierfähigkeit des Knochenmarks auf die Milchinjektion (Schmidt und Kaznelson). Später wandte auch er sich der therapeutischen Verwendung von Milchinjektion zu; er bildete die Auffassung dieser Therapie als der von ihm so benannten „Proteinkörpertherapie".

Hat so die Wahl der Mittel gezeigt, daß es auf ihre Spezifität nicht ankommt, so zeigt sich dies auch deutlich in ihrem Effekt auf verschiedene Krankheiten. Die Typhusvaccine zeigte sich wirksam bei Sepsis (P. Werner), Gonorrhoe, Furunkulose (R. Müller); viele andere Krankheiten wurden mit Milchinjektion erfolgreich behandelt. Es gibt kaum eine Krankheit, deren Behandlung nicht versucht wurde und bei der nicht gelegentliche Erfolge erzielt wurden. Auch Kombination der Proteinkörpertherapie mit anderen bestehenden Therapien wurde reichlich studiert (Starkenstein) und zum Teil erfolgreich in die Praxis eingeführt; so die heute noch viel geübte Kombination von Milchinjektion mit Salicylpräparaten (Edelmann), ferner die mannigfaltigen Kombinationen von Yatren mit Vaccine, Lipoiden etc.

Gleichzeitig und nachfolgend mit diesen mehr minder sichergestellten Erfolgen der Milchinjektionstherapie wurden zahlreiche Ersatzpräparate eingeführt, die entweder Milch in spezieller Form oder Derivate der Milch (Casein) oder andere eiweißhältige und nicht eiweißhältige Präparate sind. Denn diese Erkenntnis drängte sich bald auf, daß es auf den Eiweißgehalt, die „Proteinnatur", nicht ankommt. So wurde ein eiweißfreies Knorpelpräparat „Sanarthrit" Heilner hergestellt, das, intravenös injiziert, häufig unter starkem Schüttelfrost zu mächtigem Fieber führt und ähnliche Reaktionen auslöst wie die Milchinjektion. Und so entstanden zahlreiche Präparate, denen man unspezifische Wirkung zuerkennen muß, und auch für ältere Präparate, z. B. kolloidales Silber, verschiedene Metallsalze und Farbstoffe, wurde da und dort die Möglichkeit ihrer unspezifischen Wirkungsweise angenommen (Bechold, Siegmund, Stephan). Erwähnen wir schließlich noch, daß das ursprüngliche Indikationsgebiet der unspezifischen Therapie, die Infektionskrankheiten, verlassen wurde und seit der Weichhardtschen Lehre von der omnizellulären Wirkung der Protoplasmaaktivierung unspezifische Therapie im Sinne von Reizungen aller Art, Leistungssteigerung etc. getrieben wurde. Damit hätten wir in aller Kürze das historische Werden der unspezifischen Therapie der letzten 10 Jahre uns ins Gedächtnis zurückgerufen, wobei nochmals betont sei, daß es uns nicht um das Historische, sondern um das Verständnis zu tun war, wie diese Therapie geworden ist, wie sie praktisch zu verwenden und wie sie zu deuten ist, worauf wir im folgenden noch zu sprechen kommen werden.

Welches sind nun die Präparate oder Substanzen, die als Träger der unspezifischen Therapie derzeit verwendet werden?

1. Präparate, die aus Bakterien und deren Abbauprodukten hergestellt werden. Hier wären zunächst sämtliche Vaccinen zu nennen, denn wenn auch bei einzelnen Vaccinen Antikörperproduktion leicht nachzuweisen ist, z. B. Agglutination bei Typhus, bei anderen zwar schwer nachzuweisen, aber doch sicher vorhanden sein dürfte, so ist es doch nach den klinischen Erfahrungen, von denen einzelne oben angeführt wurden, nicht zu bezweifeln, daß jegliche Vaccinetherapie unspezifisch ist, sei es nun, daß es sich um eine Autovaccine, eine artspezifische oder polyvalente Vaccine handelt. Diese Meinung wurde

auch von Finkelstein[1]) jüngst in einer Debatte in der Berliner Gesellschaft für Kinderheilkunde vertreten, und die meisten Diskussionsredner haben ihm zugestimmt. Es darf uns daher nicht wundernehmen, daß die Vaccinetherapie als spezifische Therapie in den letzten Jahren durch die unspezifischen Vaccinen in den Hintergrund gedrängt wurde. Als letztere verwenden wir das Vaccineurin nach Dölken (Autolysat von Bacterium prodigiosum und Staphylokokken), ferner Omnadin, das aus apathogenen Bakterien, Eiweiß und Fetten, besteht. Man kann nicht sagen, daß selbst bei septischen Infektionen die früher für spezifisch gehaltene Vaccinetherapie jener gegenwärtig üblichen unspezifischen überlegen war. Leider sind die Erfolge der einen wie der anderen Therapie gerade bei Sepsis als mäßig zu bezeichnen. Das Vaccineurin wird aber auch sonst für die unspezifische Therapie verwendet, z. B. bei Neuritis, Ulcus etc., worauf wir im folgenden zu sprechen kommen. Hier soll nur gezeigt werden, daß die Vaccinen ihren spezifischen Charakter eingebüßt haben. Daß die Tuberkulinbehandlung bei neurologischen Krankheiten, ebenso wie die Behandlung mit Typhus und Malaria in diese Gruppe der unspezifisch wirksamen bakteriellen Substanzen gehört, braucht wohl nicht weiter erwähnt zu werden. Vielfach wird auch die Tuberkulinbehandlung der Tuberkulose als unspezifische Behandlung aufgefaßt. Mit Rücksicht auf die geringe Quantität, in der das Tuberkulin hier seine bekannten Reaktionen im Körper des Tuberkulösen hervorruft, ist ihm jedoch der Charakter einer spezifisch wirkenden Substanz zweifellos zuzuerkennen. Die Tatsache, daß auch andere Substanzen, z. B. Milch und Vaccinen, ähnliche Herd- und Allgemeinreaktionen im Organismus hervorrufen, ist darauf zurückzuführen, daß der sensibilisierte Organismus des Tuberkulösen für alle möglichen Reize empfänglich ist und auf sie in gleicher Weise anspricht (Sorgo)[2]).

2. Organische Substanzen. a) Eiweißhältige. Die Milchinjektionen wurden oben erwähnt. 5 cm^3 gewöhnlicher Kuhmilch werden aufgekocht und etwa 2mal wöchentlich intramuskulär injiziert, wobei man langsam mit den Dosen ansteigt. Sterilisierte Präparate, Aolan, Seidels sterile Alpenmilch machen etwas weniger Fieber, was in einigen Fällen erwünscht ist, in anderen nicht. Das Hypertherman ist eine Mischung von steriler Milch und Vaccine; es macht nur geringe Temperatursteigerung. Novoprotein (Pflanzeneiweiß) wird zu je 1 cm^3, eventuell auch intravenös alle 2 bis 4 Tage gegeben und macht in letzterem Falle mäßige Fiebersteigerung. Caseosan, eine 5%ige Caseinlösung, 0,5 bis 1 cm^3 langsam ansteigend, auch intravenös jeden zweiten Tag gegeben, macht geringe Fiebersteigerung.

---

[1]) Finkelstein: Über Vaccinetherapie im Kindesalter. Deutsche med. Wochenschr., S. 308. 1926.

[2]) Sorgo J., Proteinkörperwirkung und ihre Beziehung zur gesamten Tuberkulosetherapie. Med. Klinik, S. 43 u. ff. 1925.

Unspezifische Serumtherapie. Bei der Diphtheriebehandlung spielt diese zweifellos eine gewisse Rolle (Roux, Schittenhelm). Wenn auch Bingel nicht recht hat, daß dies die Hauptwirkung der Diphtherieserumtherapie sei, da — wie im Kolleschen Institut nachgewiesen wurde — eine Vorbehandlung mit Diphtherieserum bei Meerschweinchen gegen Diphtherieinfektion nicht schützt. Auch das Ruhrserum hat neben einer spezifischen, zweifellos auch eine unspezifische Wirkung Czyhlarz und Neustadtl, welche auf die haemostyptische Wirkung desselben bezogen werden kann.

b) Eiweißfreie organische Substanzen. α) Eiweißfreier Knorpelextrakt, Sanarthrit Heilner wurde bereits oben erwähnt, β) Fette und Lipoidsubstanzen, γ) Jod in organischer und kolloidaler Verbindung: Yatren 0,5 bis 1 cm^3 subcutan und intramuskulär, jeden zweiten Tag gegeben. Es stellt eine organische Jodverbindung dar, die im Körper nicht zersetzt wird. Ebenso wird Mirion 3 bis 5 cm^3 intramuskulär jeden zweiten Tag gegeben. Yatren wird — wie oben erwähnt — mit Vaccinen oder Fett, auch mit Caseosan kombiniert und namentlich in letzterer Form als Yatrencasein vielfach verwendet. Stärke I und Stärke II stehen hier in Gebrauch, von der ½ bis 2 cm^3 jeden zweiten Tag intramuskulär injiziert werden.

3. Anorganische Substanzen: Schwefel (Sulfur depuratus) 1 g, Oleum Olivarum 100, steril, injiziert 1 bis 7 cm^3 intragluteal, langsam ansteigend. Die Schwefelinjektion ruft häufig neben starkem Fieber Üblichkeiten und Erbrechen hervor. Ferner Silber in kolloider Form und wohl auch sonst in organischer Bindung. Andere organische Antiseptica vergleiche das folgende Kapitel. Das Kochsalzfieber, das oben erwähnt wurde, gehört vielleicht auch hieher, vielleicht auch die Einwirkung von destilliertem Wasser.

4. Andere Faktoren. Die letztgenannten Eingriffe mit physiologischer Kochsalzlösung und destilliertem Wasser legten den Gedanken nahe, ob nicht Injektionen überhaupt, speziell intracutane Injektionen, aber auch intravenöse Injektionen als solche, abgesehen von dem, was eingeführt wird, als unspezifischer Eingriff in Betracht kommen. Sind sie doch häufig — wie im vorigen Kapitel ausgeführt wurde — von verschiedenen mehr minder heftigen Reaktionen begleitet, die unter leider nicht vorauszusagenden Umständen günstig auf einen Krankheitsverlauf einwirken können. Hieher gehört auch die Wirkung des Aderlasses, die speziell von Luithlen in diese Gruppe gerechnet wird. Unleugbar ist auch die unspezifische Einwirkung von Operationen auf den Verlauf verschiedener Erkrankungen. Darauf hat Müller-Deham hingewiesen, der Erfolge, die von Kofler über Tonsillektomie bei Ulcus ventriculi mitgeteilt wurden, auf derartige unspezifische Faktoren zurückführt. Auch Volhard[1]) führt neuerdings zumindest einen Teil der operativen Erfolge der Nierendekapsulation auf unspezifische Faktoren zurück.

---

[1]) Volhard F.: Über die chirurgische Behandlung der Nephritis. Klin. Wochenschr., Nr. 4. 1925.

Ebenso müssen wir das gelegentliche Hinzutreten einer Infektionskrankheit und die günstige Beeinflussung eines bestehenden Leidens durch diese neu hinzugetretene Infektionskrankheit als Ausdruck unspezifischer Beeinflussung auffassen. So ist es seit langem bekannt, daß ein Asthmaanfall durch eine auftretende fieberhafte Krankheit geheilt werden kann. Müller, Leiner und Zupnik haben einen Anfall von Malaria beschrieben, welcher durch sein Auftreten einen Typhus kupierte. Auch gänzlich andere therapeutische Beeinflussungen werden heute in die hier in Rede stehende eingereiht. So die Lichttherapie (auch Bewegungstherapie der Tuberkulose, Sorgo), ferner die Einwirkung von elektrischer Faradisation, von Bädern u. dgl. Letztere speziell wegen der Herdreaktion, die z. B. bei antirheumatischen Badekuren beobachtet werden; ferner die Röntgenbehandlung, z. B. beim Asthma bronchiale (vgl. S. 122).

Hätten wir demnach eine Überfülle von Substanzen und Faktoren angeführt, die heute für die unspezifische Therapie in Betracht kommen, so müssen wir uns nunmehr mit den Indikationen der inneren Medizin beschäftigen, für welche diese Therapie in Betracht kommt, wobei ich mich auf diejenigen beschränken will, die sich in praxi bewährt haben, und welche wir heute noch verwenden. Eine Hauptdomäne der unspezifischen Therapie sind die akuten Infektionskrankheiten geblieben. So sehen wir beim Typhus gelegentlich eine vollständige Kupierung, desgleichen einen leichteren Verlauf nach Milchinjektionen. Bei Pneumonie mit schlechter Resorption kann letztere durch Milchinjektionen gebessert werden. Gute Erfolge sieht man bei Erysipel, bei Furunkulose und anderen Hautinfektionen, die uns auch in der inneren Medizin interessieren, durch Milch-, Vaccine- und Omnadin-Injektionen. Daß Pneumonien durch Caseosan-, Yatren-, Omnadintherapie günstig beeinflußt werden, ist ein gelegentlicher Eindruck, dem man sich nicht verschließen kann. Ausgiebigen Gebrauch von der unspezifischen Therapie machen wir beim Gelenksrheumatismus. Insbesondere die Kombination von innerlicher Salicyltherapie 6 bis 8 pro die mit Milchinjektionen nach Edelmann wird gerne verwendet. Viele bevorzugen die gewöhnliche Milchinjektion, weil insbesondere dort, wo ein schwächeres Fieber besteht, eine ausgiebige Fieberreaktion erwünscht ist. Diese Kombinationstherapie bewährt sich bei allen Formen des entzündlichen Gelenksrheumatismus, jedoch mehr bei den akuten, weniger bei den chronischen Formen des Gelenksrheumatismus. Bestehen jedoch bei letzterem starke entzündliche Symptome, so haben wir auch hier Gutes gesehen. Bei den mehr chronischen Formen wird vielfach Mirion oder Yatrencasein injiziert; ersteres ist speziell für die Arthritis deformans empfohlen worden (Fliegel und Strauß)[1]. Auch Pondorfsche Impfung, lokal appliziert, ist von Paul[2]) empfohlen worden, jedoch stehen hier noch

[1]) Fliegel und Strauß: Ergebnisse der Miriontherapie bei der echten primären Arthritis deformans. Münch. med. Wochenschr., S. 2060. 1925.

[2]) Paul G.: Über die Beeinflussung des Rheumatismus durch die Hautimpfung. Wien. klin. Wochenschr., S. 984. 1925.

Nachprüfungen aus. Bei torpidem chronischen Gelenksrheumatismus (Bechterew) wurde von der Schwefelinjektionstherapie öfter Befriedigendes gesehen (Straßer). Ausdrücklich betont sei noch der gonorrhoische Gelenksrheumatismus, der, wie alle Formen der Gonorrhoe, auf Milchinjektionen ebenso gut anspricht wie auf Gonokokkenvaccine. Bei den rheumatischen Affektionen der Nerven und Muskeln, also bei Neuritiden und Myositiden, haben andere Autoren und auch wir schöne Erfolge von Vaccineurin gesehen.

Bei Sepsis wird von der unspezifischen Therapie reichlich Gebrauch gemacht. Vaccine, Yatren, Yatren-Casein, Caseosan, seltener Milchinjektion, Mirion, kolloidales Silber und andere „Desinficientia" werden häufig verwendet. Bei den Gelenksrheumatismen wurden unter unspezifischer Therapie wiederholt Herdreaktionen gesehen, die mit starken Schmerzen und Schwellungen in den Gelenken einhergehen. Doch kommt oft das Gegenteil vor, daß nämlich die Schmerzen und Schwellungen außerordentlich rasch verschwinden. Auf beides komme ich im folgenden zu sprechen. Erfolge können jedenfalls nur bei leichteren Fällen und bei gelegentlicher „Kondition" erzielt werden. Auch die chronischen Infektionskrankheiten gehören in das Indikationsgebiet der unspezifischen Therapie. Die sekundäre Lues wird mit Milchinjektion und Malaria behandelt (Kyrle). Bei den Formen der nervösen Spätlues spielt die Behandlung mit Tuberkulin, Typhusvaccine, Milchinjektion, Phlogetan, Malaria (Wagner-Jauregg) eine große Rolle. Wieweit auch die in der inneren Medizin besonders wichtige Gefäßlues (Mesaortitis)[1]) durch Malaria günstig beeinflußt wird, entzieht sich wohl noch wegen der wenigen beobachteten Fälle der Beurteilung. Auch wissen wir aus Erfahrung, daß Fieber allein (vielleicht wegen der peripheren Gefäßerweiterung) Herz- und Gefäßerkrankungen oft eher günstig als ungünstig beeinflußt. Diese Zirkulationsänderung allein können wir aber nicht als Wirkung der unspezifischen Therapie sensu strictiori auffassen. Wieweit die Tuberkulintherapie eine unspezifische Therapie ist, ist bereits besprochen worden. Von besonderem und praktischem Interesse ist es, daß — wie bereits erwähnt wurde — auch durch unspezifische Therapie, z. B. Milchinjektionen, Herdreaktionen bei Spitzentuberkulose zur Beobachtung kamen (R. Schmidt). Dieser Autor, der die Milchinjektion als haemostyptisches Mittel empfohlen hat, mahnt zur Vorsicht und weist darauf hin, daß bei Verwendung der Milchinjektion gegen Haemoptoe dieser Herdreaktion ein spezielles Augenmerk zuzuwenden ist. Es kann ferner nicht genug ausdrücklich betont werden, daß durch jede unspezifische Therapie, speziell die mit hohem Fieber einhergehende, ein Aufflackern eines Tuberkuloseprozesses herbeigeführt wurde, wodurch großer Schaden gestiftet werden kann. Eine genaue Untersuchung auf tuberkulöse Prozesse, speziell der Lunge, ist daher bei Vornahme jeglicher unspezifischer Therapie unbedingt am Platze.

---

[1]) Jagić N. und G. Spengler: Mesaortitis und Malariakur. Wien. klin. Wochenschr., S. 859. 1925.

Noch eine andere Gruppe von Infektionskrankheiten ist in letzter Zeit mit vielem Erfolg unspezifisch behandelt worden. Es ist dies die Amöbenruhr (Mühlens). Hier wird Yatren in großen Mengen gegeben: Ein Gramm dreimal täglich innerlich und dann durch acht Tage Spülungen 200 cm³ einer 2 bis 2 ½ %igen Lösung. Da die lokale antiseptische Wirkung des Yatrens im Darm kaum ausreichen dürfte, diese Wirkung zu erklären, dürfte es sich hier wohl auch nur um unspezifische Wirkung an Ort und Stelle und nach erfolgter Resorption handeln.

Es soll hier betont werden, daß bis hieher ausschließlich Infektionskrankheiten als Gegenstand der unspezifischen Therapie behandelt wurden. Eine Ausnahme macht bisher nur die Arthritis deformans und gewisse Neuritiden, z. B. Ischias, deren infektiöse Natur keineswegs immer festzustellen ist. Gilt dies von den letzteren, so muß doch zunächst erinnert werden, daß auch die Arthritis deformans zumindest einmal im Verlauf einer chronischen Infektionskrankheit auftritt, nämlich als Osteoarthropathia tabetica. Zweifellos spielen aber auch bei dieser Form zumindestens zeitweilige Entzündungsprozesse mit. Dann aber muß erwähnt werden, daß auch eine z. B. toxische Neuritis mit Entzündungsvorgängen einhergeht. Und so haben alle bisher aufgezählten Krankheiten das Gemeinsame, daß entweder infektiöse Prozesse vorliegen, in deren Verlauf die Entzündung selbstverständlich auftritt, oder doch solche, die mit Entzündung einhergehen, wie im Falle der Arthritis deformans und ebenso im Falle vieler Neuritiden, wenn auch beide Erkrankungen auf aseptischer Basis entstehen können. Wir wollen dies hier festhalten, weil doch die unspezifische Behandlung zunächst für diese mit Entzündungen einhergehenden Erkrankungen eingeführt wurde, und weil dieses Moment gewiß auch theoretisch von weittragender Bedeutung ist. Denn sowohl durch die Allgemein- als auch durch die Herdreaktion, die im Gefolge der unspezifischen Therapie auftritt, sind wir zweifellos imstande, Entzündungsvorgänge zu beeinflussen.

Noch eine andere Erkrankung, deren Behandlung mit unspezifischer Therapie vielfach empfohlen wurde, möchten wir in diese Gruppe einreihen: Holler empfahl als erster die unspezifische Behandlung des Ulcus ventriculi et duodeni; zunächst trat er für Vaccineurin-Injektionen, später für Lipatren ein, um auf den gereizten Vagus einzuwirken. B. O. Pribram gibt Novoprotein (0,2 bis 1 cm³ pro dosi) zehn Injektionen in drei- bis fünftägigen Intervallen intravenös oder intramuskulär. Hiebei sieht man auch öfter Herdreaktionen in Form von Schmerzen in der Magengegend auftreten, denen später eine Schmerzlinderung mehr minder rasch folgt. Auch die Röntgenbehandlung des Ulcus ventriculi et duodeni gehört zweifellos in diese Gruppe. Auf diese Behandlungsformen kommen wir in dem Vortrag IX, Seite 107, näher zu sprechen. — Salzsäureherabsetzung findet nach Gläßner im Verlauf von parenteraler Einverleibung von Eiweiß und Tuberkulin statt. Es erscheint jedoch sehr fraglich, ob die von Holler behauptete Einwirkung auf den Vagus, eventuell auf die Herabsetzung der Salzsäureproduktion genügt, die günstige Wirkung der unspezifischen Therapie bei den Geschwürskranken zu erklären. Insbesondere die Wirkung auf den Vagus muß als sehr problematisch bezeichnet werden. Das Auftreten einer Tachycardie oder sonstigen Herzvaguswirkung haben wir im Verlauf der unspezifischen Behandlung von Geschwürskranken nicht bemerkt. Die starke Salzsäureproduktionshemmung muß wohl in anderer Weise, etwa als direkte Beeinflussung der Drüsen oder des mit der Drüsentätigkeit in Beziehung stehenden Stoffwechsels erklärt werden. Es muß hier auf die diesbezüglichen Arbeiten von Askanazy, von Bollinger, von Georg Gruber[1]) und speziell auf die von Lorenz und Schur hingewiesen werden, in denen auf die entzündliche Reaktion im Ulcus ventriculi et duodeni großer Wert gelegt wird, und zwanglos reiht sich demnach die unspezifische Therapie dieser Erkrankung an jene bisher aufgezählten an, denen allen die Anwesenheit der Entzündung gemeinsam ist. Dementsprechend nahm auch Pribram die Beeinflussung der Entzündung im Magen-Zwölffingerdarmgeschwür als Effekt der unspezifischen Behandlung an.

Eine andere Erkrankung, die gleichfalls in den Bereich der Indikation der unspezifischen Therapie gezogen worden ist, ist das Asthma bronchiale. Nach unserer Erfahrung können durch Milchinjektionen sowohl Asthmaanfälle ausgelöst als auch in einzelnen Fällen verhindert werden. Das gleiche gilt von der Tuberkulinkur der Asthmatiker. Von der Röntgenbehandlung des Asthma bronchiale wird in dem Kapitel über Lungenkrankheiten die Rede sein. Was endlich die für die Zwecke der Desensibilisierung des anaphylaktischen Zustandes besonders in Amerika beliebten Injektionen von Eiweißkörpern anlangt, so sind sie zum Teil wenigstens auch in diese Gruppe zu rechnen. — Bei Asthma bronchiale dürfte die unspezifische Therapie zweifellos gleichfalls, zum mindesten teilweise, gegen entzündliche Vorgänge gerichtet sein, die durch die chronische Bronchitis, durch tuberkulöse Prozesse und infektiöse Erkrankungen anderer Art geschaffen werden, die das Asthma häufig bedingen oder begleiten. Neben dieser gegen die Entzündungsvorgänge gerichteten Therapie könnte sich die unspezifische Therapie auch gegen andere Teilvorgänge richten: Wurde doch von vielen Autoren als Wirkung der unspezifischen Therapie eine Sensibilisierung vegetativer Nerven angenommen, vor allem des Sympathicus, so daß wir eine adrenalinähnliche Wirkung vor uns hätten. Auch die Gefäßabdichtung, die Luithlen annimmt, könnte sich gegen die Exsudation richten.

So bildet die Besprechung der Wirkung unspezifischer Therapie beim Asthma bronchiale den Übergang zu vielfach empfohlener Verwendung unspezifischer Therapie bei jenen Erkrankungen, wo von Infektionen und Entzündungen keine Rede ist. R. Schmidt empfiehlt sie bei Vergiftungen, nachdem Starkenstein im Tierexperiment das Ausbleiben von Strychninwirkung eine Viertelstunde nach Milchinjektionen sah. Stejskal sah gleichfalls einen Erfolg bei der Phosphor-

[1]) Gruber G.: Über Entstehung und Folgen der Ulcus ventr. et duodeni. Wien. klin. Wochenschr., S. 1288. 1925.

vergiftung. Anderseits werden Proteinkörper als Sensibilisatoren verschiedener Pharmaka, auch von Chemotherapeuticis, z. B. Salvarsan, Salicyl, reichlich gegeben. Desgleichen soll die Wirkung von dargereichtem Thyreoidin bei Fettsucht durch gleichzeitige Darreichung unspezifischer Substanzen — R. Schmidt gibt Hypertherman — gefördert werden. Nach Leimdörfer steigern die Proteinkörper, allerdings nachweislich nur bei Fieber, den Grundumsatz, und R. Schmidt empfahl seine Hyperthermantherapie, speziell unter Vermeidung von Fieber, als Entfettungskur. Neben der Entfettung ist aber die Proteinkörpertherapie auch bei anderen Dyskrasien empfohlen worden, wie R. Schmidt diese Gruppe nennt, speziell zur Behebung der Paidatrophie der Kinder. Ferner berichtete Gustav Singer[1]) über günstige Beeinflussung der Zuckerkrankheit durch Caseosan und Yatren-Casein, eventuell Novoprotein-Einspritzungen. Wir kommen auf diese von Singer empfohlene von anderer Seite bestrittene Therapie der Zuckerkrankheit im fünften Vortrage, Seite 57, zu sprechen.

Bevor wir auf die Theorie der Wirkung der unspezifischen Therapie zu sprechen kommen, möchte ich noch auf einige praktisch-wichtige Dinge eingehen. Zunächst einiges über die Allgemeinreaktion und über die Herdreaktion, welche beide für die praktische Vornahme der Therapie und wohl auch für ihre theoretische Klärung von größter Bedeutung sind: Die Herdreaktion ist natürlich nur beim Kranken möglich. Wir begegnen ihr bei tuberkulösen Herden in der Lunge, im Darm, bei Gelenkserkrankungen aller Art; aber auch um Hautaffektionen herum, speziell um Furunkel, wurden Herdreaktionen gesehen, desgleichen bei gonorrhoischer Epididymitis. Sie kann entweder alleiniger Ausdruck dessen sein, daß die im Krankheitsherd (Gelenke, Geschwüre etc.) sensibilisierten Zellen auf den unspezifischen Eingriff stärker reagieren, oder aber diese Reaktion wird noch unterstützt durch die Allgemeinreaktion. Im ersten Fall dürfen wir wohl heute mit Recht annehmen, daß die im Entzündungsherd befindlichen Zellen auf alle möglichen Reize stärker reagieren, im zweiten Fall, daß zelluläre Gebilde und solche humoraler Art, welche außerhalb des Entzündungsherdes ihren Ursprungsort haben können, z. B. im Knochenmark, in Milz, Leber etc., in den Herd gelangt sein können. Auf jeden Fall ist die Herdreaktion sowie die Allgemeinreaktion in praktischer Hinsicht von größter Wichtigkeit. Da wir in manchen Fällen durch eine zu starke Herdreaktion dem Patienten schaden können, dürfen wir mit der Stärke unserer Therapie höchstens bis zum Auftreten der Herdreaktion vorgehen. Das gilt speziell nach Zimmers Schwellenreiztherapie für den chronischen Gelenksrheumatismus. Hingegen würden wir bei den akuten Fällen gleichfalls mit Zimmer vor einer stärkeren Herdreaktion nicht zurückschrecken. Es ist eben bei dieser Therapie stets zu bedenken, in welchem Stadium sich die Abwehrvorgänge befinden, ob sie ein steigerungsfähiges Material oder aber ein stark abgebrauchtes

[1]) Singer G.: Die Reizkörpertherapie des Diabetes melitus. Wien. klin. Wochenschr., S. 28. 1926.

darstellen. — Neben dieser positiven Herdreaktion gibt es auch eine sozusagen negative (Döllken). Es tritt unmittelbar nach der Injektion eine mächtige Desensibilisierung auf. Schmerz und Schwellung schwinden sehr rasch.

Die Allgemeinreaktion prägt sich verschieden aus. Es kann Fieber, eventuell auch Schüttelfrost auftreten. Schon oben wurde ausgeführt, daß diese Reaktion von der jeweiligen Fieberlage abhängt. Das Fieber ist gewiß nicht der alleinige Maßstab für die Allgemeinreaktion. Blutbefunde physikalischer, chemischer und endlich morphologischer Natur können gleichfalls der Ausdruck der unspezifischen Allgemeinreaktion sein; diese Erscheinungen lassen sich beim Kranken von der gleichzeitigen Beeinflussung durch eine Herdreaktion nicht trennen. Da sie jedoch auch beim gesunden Menschen oder Tier auftreten, müssen wir sie als Allgemeinreaktion gelten lassen. Als solche Reaktionen wurden beobachtet: Morphologische Blutverschiebungen im Sinne auftretender Monocytose (R. Schmidt), ferner Linksverschiebung des Blutbildes (R. Latzl), vermehrte Senkungsgeschwindigkeit, gesteigerte Blutgerinnung (Von den Velden, Frisch und Starlinger), Verschiebungen im Eiweißbild (Berger und Dörr), Auftreten von Zellabbauprodukten im Blut (Freund und Gottlieb), Auftreten von Aminosäuren im Blut (J. Donath und Heilig) etc. Besonders bemerkenswert sind Bechholds Befunde über Schutzwirkung von Kolloiden gegen septische Infektion.

Es wäre von außerordentlicher Wichtigkeit für die Vornahme der unspezifischen Therapie, wenn wir in den oben angeführten oder in anderen Veränderungen, die wir messen könnten, einen Maßstab für die Stärke der Herd- oder Allgemeinreaktion hätten. Bis heute sind wir jedoch hier rein auf klinische Erfahrung angewiesen. Leider gilt dies auch von einem anderen Punkte, nämlich der Wahl des Mittels, das wir für die unspezifische Therapie verwenden wollen: Vielfach wird behauptet, und es kann das auch nicht geleugnet werden, daß einzelne Mittel bei bestimmten Erkrankungen besser wirken als andere Mittel. So das Vaccineurin bei Neuritiden, die Milchinjektion, speziell in Kombination mit Salicyl, beim akuten Gelenksrheumatismus, das Mirion und das Yatren-Casein bei chronischen Formen des Rheumatismus, Mirion bei der Arthritis deformans. Da wir — wie oben erwähnt wurde — außer der klinischen Beobachtung keinen Maßstab für die Wirkung dieser Therapie haben, so darf es uns nicht wundernehmen, daß wir nicht wissen, warum bei der einen Gruppe von Erkrankungen die eine, bei anderen Gruppen die andere Form der unspezifischen Therapie wirksam ist.

Auch die Frage der peroralen Wirksamkeit der unspezifischen Therapie muß hier erwähnt werden. Nach Bier und Zimmers[1]) Ausführungen ist die Tatsache der Wirksamkeit gewisser Substanzen, speziell

[1]) Zimmer A.: Orale Reiztherapie. Leipzig: F. C. W. Vogel. 1926.

des Schwefels, in kleinsten Dosen, und des Yatrens bei peroraler Darreichung kaum zu bezweifeln.

Kontraindikationen gegen jene Eingriffe, die zu Fieber führen, intravenöse Vaccinetherapie, Milch, Malaria, Schwefelinjektion ist eine bestehende, wenn auch oft latente Tuberkulose. Sehr häufig haben wir gesehen, daß ein solcher latenter Tuberkuloseherd unter der unspezifischen Therapie aufflackert. Eine schwere Herzschwäche muß gleichfalls zur Vorsicht gegen eine eingreifende Fiebertherapie mahnen. Anaemien und Kachexien sind gleichfalls sehr vorsichtig zu behandeln, da ja auch unter der Einwirkung von unspezifischer Therapie die sogenannte proteinogene Kachexie entstehen kann.

Gehen wir nun mit kurzen Worten auf die Erklärung der unspezifischen Therapie ein. In der Namengebung suchte man vielfach das Wesentliche festzulegen. Wir hielten uns in unseren Ausführungen an den Namen „unspezifische Therapie", da diese Therapie weder zu einem Organ noch zu einer Krankheitsursache eine spezifische Beziehung hat. Unseres Erachtens ist dieser Name derzeit als der beste zu bezeichnen; denn die Therapie kann überall in den Säften und Geweben des Organismus angreifen, wobei wir mit Siegmund annehmen möchten, daß die Einwirkung auf das reticulo-endotheliale System, das ja vielfach im Körper verbreitet ist, als eine der wichtigsten Angriffspunkte gelten darf. Andere Autoren, z. B. Mattausch, sprechen im gleichen Sinne von einer Mesenchymtherapie. Uns scheinen die Befunde Siegmunds, der nach Einverleibung von Caseosan, Farbstoffen, kolloidalen Metallen, eine Vermehrung und Anschwellung der reticulo-endothelialen Zellen gesehen hat, von großer Bedeutung zu sein. Werden doch auch diese Zellen durch ihr phagocytäres Vermögen auf der einen Seite, anderseits durch ihr mutmaßliches Vermögen, Antikörper zu produzieren, mit den Abwehrvorgängen in Zusammenhang gebracht, woraus sich die besonders günstige Beeinflussung, speziell der infektiösen Prozesse, recht befriedigend erklären läßt. Weichhardt bezeichnet diese Therapie als Protoplasmaaktivierung und Leistungssteigerung, wobei er an omnizelluläre Protoplasmaaktivierung denkt. Klinisch und experimentell hat Weichhardt vielfach diese seine Meinung gestützt und zahlreiche Anhänger für sie gefunden. Aber Weichhardt selbst sagt, daß manche Kliniker eine solche omnizelluläre Aktivierung ablehnen, da doch nicht alle Zellen aller Organe in ihrer Leistung gesteigert werden können. Ich selbst würde mich diesem Einwand anschließen: Ein solcher, in allen Leistungen gesteigerter Organismus würde dem Amokläufer gleichen, der, mordend, sich selbst in den Tod rennt. Starkenstein spricht nur von omnizellulärer Therapie; von Groer sieht den Angriffspunkt der Therapie in den Organen, im Gegensatz zur humoralen Therapie, und spricht von ergotroper Wirkung. Zimmer schuf den Namen der Schwellenreiztherapie, da sie auf Erhöhung des Schwellenreizes für Resistenz- und Reagierfähigkeit beruht. R. Schmidt nannte sie, nach den vielfach verwendeten Proteinkörpern, Proteinkörpertherapie, Luithlen, der, ebenso wie H. H. Meyer, das Hauptgewicht auf Veränderungen in den Kolloiden legt, Kolloidtherapie. Bier spricht von Heilentzündung und Heilfieber.

Ich habe hier absichtlich diese Bezeichnungen genannt, um zu zeigen, wie weit wir davon entfernt sind, festzustellen, was die Hauptgrundlage dieser Therapie ist. Dementsprechend ist ein ungeheures Material von theoretischen und praktischen Beobachtungen zusammengetragen worden, ohne daß das gewünschte Ziel, das Wesen dieser Therapie aufzuklären, als erreicht bezeichnet werden kann: Morphologische, chemische, physikalische Blutveränderungen, Antikörperbildung und Freimachung, ebenso Bildung und Auftreten von Fermenten, Beeinflussung des vegetativen und zentralen Nervensystems, Gefäßwirkungen, Beeinflussung des Wärmehaushaltes, des Stoffwechsels, speziell des Eiweißabbaues in der Leber, Drüsentätigkeit aller Art, endlich auch die erwähnte Beeinflussung des reticulo-endothelialen Systems boten Veränderungen, die einzeln oder zusammen zur Erklärung der Wirksamkeit dieser Therapie herangezogen werden sollten. Das alles hat jedoch bis jetzt nicht ausgereicht, die zahlreichen Beobachtungen am Kranken, die wir oben als Auswirkung der unspezifischen Therapie angeführt haben, einheitlich zu erklären. Es ist auch gewiß kein leichtes Problem, die Wirkung der Malariabehandlung der Paralyse, die Beeinflussung eines tuberkulösen Herdes durch eine Milchinjektion, die Wirkung der Röntgenstrahlen auf verschiedene Krankheitsprozesse, die unspezifischen Folgen einer Operation auf den Verlauf einer Nierenkrankheit und die Wirkung eines Schwefelbades beim Gelenksrheumatismus auf eine Weise zu erklären. Wir möchten dies deswegen betonen, weil offenbar zu vielerlei Therapie hier zusammengetragen und zusammengehalten wurde. Das „Divide et impera“ wird auch hier Geltung haben. Wir werden von dem Zusammengetragenen vieles ausscheiden und auseinanderhalten müssen; erst nach sorgfältiger Trennung mancher offenbar heterogener Vorgänge werden wir mehr Einsicht in das Wesen dieser Therapie gewinnen. — Zum Schlusse sei hier noch auf das individuelle Moment der „Reagierfähigkeit“ hingewiesen, das dieser Therapie anhaftet. Das Individuum und seine Konstitution bzw. Kondition müssen auf diese Form der Therapie reagieren und ansprechen — daher die individuell bedingten, nicht vorauszusagenden und leider an Zahl beschränkten Erfolge dieser Therapie!

Anhangsweise ist hier noch der Osmotherapie zu gedenken, um die sich Stejskal[1]) besondere Verdienste erworben hat. Durch Einverleibung hypertonischer Lösungen, speziell durch intravenöse Injektion, wird nach Stejskal die Sekretion gehemmt, die Resorption, speziell des Lungenoedems, gesteigert. Von den Velden empfahl diese Therapie speziell beim Lungenoedem der Gasvergiftung. Exner konnte zeigen, daß nach vorheriger intravenöser Injektion von 40 cm^3 einer 25%igen Traubenzuckerlösung Narkose ohne Nebenwirkung vertragen wird.

---

[1]) Stejskal K.: Grundlagen der Osmotherapie. Wien—Leipzig: J. Šafař. 1922.

Von Lauber wurden exsudative Augenerkrankungen erfolgreich behandelt, von Prantner die Kombination von Salvarsan mit Traubenzucker empfohlen, da durch letztere die schädigende Wirkung des Salvarsans abgeschwächt werden soll. Von einer entgiftenden Wirkung hypertonischer Traubenzuckerlösung spricht H. Pribram[1]), und es sei hier auch noch die nützliche Wirkung hypertonischer Traubenzuckerlösung für den kranken Herzmuskel erwähnt (Büdingen). Erich Meyer empfiehlt 10 cm^3 10 bis 20%ige Traubenzuckerlösung bei Angina pectoris und intermittierendem Hinken. Nach E. Meyer und H. Handovsky wird die vasokonstriktorische Wirkung des Serums, an überlebendem Gewebe geprüft, aufgehoben bzw. in ihr Gegenteil verwandelt durch Gegenwart von Traubenzucker. Es wird daher eine Beeinflussung der Blutkolloide durch Traubenzucker wahrscheinlich gemacht.

Stejskal nimmt in der erwähnten Monographie einen Einfluß der hypertonischen Lösungen auf Lymphbewegungen an; der Wassergehalt der Gewebe wird geändert, desgleichen ihr Salzgehalt. Ferner nimmt die Verschiebung des hypertonischen Agens zwischen Blut und Geweben ebenso wie die begleitende Wasserverschiebung verschiedene Substanzen in beiden Richtungen mit.

Dritter Vortrag

Über Chemotherapie und über chemische Therapie infektiöser Erkrankungen, speziell der Sepsis

M. H.! In diesem Vortrage sollen einige therapeutische Fragen behandelt werden, die in gewisser Hinsicht eine Fortsetzung unseres letzten Vortrages sind. Sie gelten dem Problem, inwieweit die im Titel des heutigen Vortrages angegebenen Therapien eine „spezifisch chemische" oder spezifisch desinfizierende Wirkung, oder inwieweit sie auch ganz oder teilweise „als unspezifische Therapien" aufzufassen sind, wobei vorwegnehmend gesagt werden muß, daß die schon früher ausgesprochene Anschauung, daß neben den spezifisch chemotherapeutischen Wirkungen auch unspezifische Faktoren, wie Resistenzerhöhung, gesteigerte Abwehr des Organismus etc., mitspielen, in der neuesten Literatur immer mehr besprochen wird.

Beginnen wir mit der Chemotherapie, jener Form chemischer Therapie, die Ehrlich zum erstenmal bewußt betrieben hat, wenn auch in der Praxis ähnliche Therapien, so die Chinintherapie der Malaria, die Quecksilbertherapie der Lues, als rein empirisch gefundene Therapien schon lange Zeit vorher geübt worden waren. Ehrlich ging bekanntlich von seiner Seitenkettentheorie aus und studierte die Avidität speziell von Arsenverbindungen zu den haptophoren und toxophoren Seitenketten der Organzellen auf der einen Seite, den Bakterien auf der anderen Seite. Ehrlich suchte Substanzen, die optimal parasitotrop, weniger

[1]) Pribram H. Einführung in die Theorie und Praxis der Therapie innerer Krankheiten. Wien: E. Haim & Cie. 1925.

organotrop wirken und die ihre Wirksamkeit ihrer chemischen Konstitution verdanken und erstere bei geringster Änderung der letzteren steigern oder verlieren können. Auf diese Weise fand Ehrlich den Weg zu einer der erfolgreichsten therapeutischen Entdeckungen aller Zeiten: dem Salvarsan. — Im Sinne Ehrlichs ist ein Chemotherapeuticum demnach eine spezifisch parasitotrop eingestellte, chemisch wirkende Substanz, und die großen Erfolge, die das Salvarsan nicht nur gegenüber der Spirochaeta pallida, sondern auch anderen spirochaetösen und protozoeren Erkrankungen gegenüber hat, haben Ehrlichs Annahme gewiß glänzend rechtgegeben. Wer jedoch die therapeutische Literatur der letzten Jahre verfolgt hat, dem wird aufgefallen sein, daß das Salvarsan, ursprünglich im Indikationsgebiet gegen protozoere Erkrankungen wurzelnd, immer mehr auch bei bakteriellen Erkrankungen verwendet wird, und daß zweifellos gelegentliche Erfolge zu verzeichnen sind. Ich erwähne hier: Erfolge bei Sepsis, speziell Puerperalsepsis, bei Lungenabszessen und Gangraenen, auch bei Pneumonie, bei Pyelitiden, bei Milzbrand, Schweinerotlauf und Brustseuche der Pferde [1]). Kann man bei Lungenabszessen und Gangraen eventuell an eine Mischinfektion mit Spirillen und Protozoen denken, so ist dies bei Sepsis und Pyelitis sehr unwahrscheinlich. Das ist ein klinischer Beweis dafür, daß neben der spezifischen antiprotozoeren Wirkung des Salvarsans eine unspezifische in dem Sinne vorliegt, daß der Organismus durch Salvarsan befähigt wird, auch andere Infektionen abzuwehren. Denn bei der geringen desinfizierenden Wirkung des Salvarsans ist an eine direkte Desinfektion nicht zu denken. Nicht nur der Kliniker, auch der Theoretiker, z. B. Schloßberger [2]), hat in seinem lesenswerten Referat über Chemotherapie darauf hingewiesen, daß — abgesehen von der geringen Wirksamkeit des Salvarsans gegenüber Protozoen in vitro, der jene im Tierkörper ungleich überlegen ist — die obenerwähnten und auch andere Beobachtungen dafür sprechen, daß dem Salvarsan neben seiner spezifischen Einwirkung auf die Protozoen unspezifische auf den höheren Organismus zukommen, wobei es unentschieden bleiben muß, welchem von diesen beiden Faktoren die ausschlaggebende, keimvernichtende Funktion im kranken Organismus zukommt, welchem von diesen beiden Faktoren es demnach seine aetiologische Einstellung verdankt.

Gerade das große Interesse an der unspezifischen Therapie, die zu einer Resistenzsteigerung führt, hat in neuerer Zeit, experimentell wie klinisch, das Interesse an den unspezifischen Faktoren geweckt, welche bei der Verwendung der chemisch-therapeutischen Substanzen und ihrer Wirksamkeit mitspielen. F. Donath und ich [3]) haben eine unseres

---

[1]) Erreger unbekannt, wahrscheinlich ein invisibles Virus.

[2]) Schloßberger: Die wissenschaftlichen Grundlagen und praktischen Ergebnisse der Chemotherapie der Infektionskrankheiten. Klin. Wochenschr. 1925.

[3]) Saxl P. und F. Donath: Über die Exudationshemmung durch das Pituitrin und einige andere auf das reticulo-endotheliale System wirkende Substanzen. Klin. Wochenschr., S. 1866. 1925.

Erachtens wichtige, sozusagen unspezifische Komponente im Experiment feststellen können, die Exsudationshemmung durch das Salvarsan. Wir konnten bei Kaninchen durch Vorbehandlung mit Salvarsan die Senfölkonjunctivitis insofern hemmen, als die Exsudationsbildung vollständig ausblieb. Im Sinne von Aschoff und Kajani haben wir diese Exsudationshemmung als Einwirkung auf das reticulo-endotheliale System aufgefaßt.

Der Arsenkomponente des Salvarsans möchte ich in ihrer Wirkung auf das Knochenmark, speziell auf die Erythropoese, keine allzuhohe Bedeutung, etwa als roborierendem Faktor im Kampfe gegen Infektionskrankheiten, zumessen. Wissen wir doch, wie wenig sich das Blutbild bei perniziöser Anaemie unter Verwendung von Salvarsan ändert, wenn auch — wie nicht selten — in der Anamnese Lues vorkommt.

Hingegen wurden m. E. wichtige Beobachtungen am Blutbild erhoben. Schon andere Autoren haben nach Salvarsan Monocytose gesehen; da jedoch diese Beobachtungen meist an Luetikern gemacht wurden und die auftretende Monocytose auf eine eventuelle Besserung der Lues zurückgeführt werden konnte, haben ich und meine Mitarbeiter geflissentlich bei Krebskranken, wo versuchsweise aus therapeutischen Gründen Salvarsan gegeben wurde, fortlaufend Blutuntersuchungen angestellt. Auch hier haben wir Monocytose beobachten können, die wir mit anderen Autoren als Reizung des reticulo-endothelialen Systems annehmen mochten, eine Annahme, die aus anderen Gründen auch Schloßberger[1]) gemacht hat, da das Salvarsan ausschließlich von jenen Organen gespeichert wird, die reichlich Makrophagen enthalten. Del Baer[2]) fand in daraufhin angestellten Untersuchungen gleichfalls eine „akute Blockade“, die nach Salvarsaninjektion auftrat. Diese „akute Blockade“ des reticulo-endothelialen Systems ist im Sinne der Arbeiten von F. Donath und mir als Lähmung (oder Reizung ?) dieses Systems aufzufassen. Auch unsere Befunde der Exsudationshemmung haben wir als Ausdruck der Beziehung des Salvarsans zum reticulo-endothelialen System gedeutet.

Dieses Beispiel möge genügen, um zu zeigen, worauf es uns ankam: daß dem Salvarsan nicht nur eine protozoentötende Wirkung zukommt, die, wie gesagt, außerhalb des Organismus sehr gering ist, vielmehr neben dieser unspezifische Faktoren nicht nur klinisch angenommen werden müssen, sondern auch nachweisbar sind. Letztere dürften es sein, die die Wirksamkeit des Salvarsans bei den nichtprotozoeren Prozessen erklärlich machen, bei den protozoeren die spezifisch antiprotozoere Wirkung aufs energischeste unterstützen.

Ähnliches wie vom Salvarsan gilt auch vom Chinin. Gleichwie beim Salvarsan immer wieder Zweifel über seine ausschließlich antiprotozoere Wirkung ausgesprochen wurden, wie wir neben ihr eine anti-

[1]) Schloßberger in Kolle-Ziehlers Hdbch. der Salvarsantherapie.

[2]) Del Baere: l. c.

bakterielle Wirkung finden, die, wie wir eben gesehen haben, auf unspezifischer Basis beruhen muß, beobachten wir dies auch beim Chinin. Ebenso wie die Wirksamkeit des Salvarsans schon seinem Indikationsgebiet nach nicht als streng spezifisch bezeichnet werden kann, hat man auch Chinin bei allen möglichen bakteriellen Infektionen, z. B. bei Pneumonie (Aufrecht, Cahn-Bronner) etc. empfohlen; speziell während der Grippe-Epidemie hat man häufig Injektionen von Chinin mit oft nicht zu bezweifelndem Erfolg gegeben. Da das Chinin bei den im Organismus in Betracht kommenden Konzentrationen auch nur eine bescheidene antiseptische Wirkung ausübt, müssen wir auch hier an unspezifische Faktoren denken. Auch Jungmann und Starkenstein[1]) haben in ihrer letzten Publikation auf diese Mitwirkung unspezifischer Faktoren beim Chinin hingewiesen. Sie und andere Autoren werfen auch die Frage auf, ob die im Organismus zu erzielende Chininkonzentration im Falle der Malaria ausreicht, die Plasmodien abzutöten. Noch ein weiteres Moment ist sowohl beim Chinin, als auch bei dem von Morgenrot in die Therapie eingeführten Optochin zu bedenken. Das Optochin erwies sich sowohl in vitro, als auch im Organismus als ein Spezifikum gegen Pneumokokken. Nun geben wir bei Pneumonie dreimal täglich 0,25 g des Optochinum basicum; da es nach der Resorption bekanntlich leicht zu Neuritiden, zu Hör- und Sehstörungen führt, wird es nie nüchtern, sondern nach dem Essen gegeben. Ich erwähne dies nicht nur aus praktischen Verschreibungsgründen. Morgenrot hat in sorgfältigen Untersuchungen nachgewiesen, daß eine bestimmte, allerdings nicht überhohe Konzentration von Optochin im Blut und in den Geweben notwendig ist, um die Pneumokokken zu töten. Wenn wir aber bedenken, daß wir das Optochin nach dem Essen geben, also vorsätzlich eine sehr verlangsamte Resorption herbeiführen, wenn wir ferner bedenken, wie rasch das Blut sich von allen Fremdkörpern befreit, wie sie im Gewebe deponiert und auch rasch wieder in andere Gewebe weitergeschafft werden, da muß es uns doch wundern, wie und wo im Organismus eine ausreichende Konzentration des Optochin erzielt werden soll. Ist es im Blute? Kaum! Und doch kreisen auch hier die Pneumokokken. Ist es in den Geweben? Hier scheint wieder die Abwanderung von fremden Substanzen, die Selbstreinigung der Gewebe einer entsprechenden Konzentration entgegenzuwirken.

Die Möglichkeit, daß neben chemo-therapeutischer Wirksamkeit oder außer dieser andere Faktoren in Kraft treten, deren Ausdruck eine anscheinend spezifische Abtötung von Parasiten ist, entnehmen wir ferner einem Referat von R. Schnitzer[2]): Das Präparat „Bayer 205“, das gegen Schlafkrankheit sehr erfolgreich verwendet wird und dessen chemische

[1]) Jungmann und Starkenstein: Grundlagen der Chinintherapie. Klin. Wochenschr., S. 169. 1926.

[2]) Schnitzer R.: Chemotherapie. Dtsch. med. Wochenschr., S. 69 u. ff. 1926.

Zusammensetzung noch nicht bekanntgegeben wurde, wirkt in vitro nicht trypanozoid, die Möglichkeit einer unspezifischen Wirkung wird von Dale in Erwägung gezogen. Auch für das Emetin (das Spezifikum bei Leberabszessen) wird von Dale angenommen, daß es mit Hilfe unspezifischer Gewebsfaktoren wirkt, da es bei der mit Amöben infizierten Katze unwirksam ist. Dafür spricht auch, daß sich verschiedene Tierarten verschieden verhalten. Das gleiche gilt auch für eine neue Arsenverbindung „Tryparsamid", indem eine Reihe von Tierarten durch diese Präparate trypanosomenfrei werden, andere wieder nicht. Eine streng spezifische Trypanosomeneinstellung fehlt daher diesen Präparaten, obwohl sie bei einzelnen Tierarten die Trypanosomen völlig vernichten. So ist der Gedanke unspezifisch wirksamer Faktoren bei anscheinend spezifisch wirkenden Substanzen nicht von der Hand zu weisen.

Noch mehr gilt dies von der erfolgreich geübten Yatren-Caseintherapie: Bei Amöbenruhr wird durch perorale oder rectale Therapie oder durch Kombination beider ein ausgezeichneter Erfolg erzielt; da das Yatren, wie im vorliegenden Kapitel ausgeführt wurde, ein Körper ist, der im Organismus gar nicht aufgespalten wird, dürfte es sich hier zweifellos um eine unspezifische Therapie handeln. Viele Autoren sprechen sich auch dafür aus, daß die Goldtherapie der Tuberkulose, die gegenwärtig in Form des Sanocrysins im Versuch steht, keineswegs eine spezifische, sondern eine unspezifische ist. Daß Gesunde nach Injektion des Sanocrysins keine Erscheinungen haben, während Tuberkulose mit oft sehr starker Allgemeinreaktion darauf reagieren, ist, wie im vorigen Kapitel ausgeführt wurde, kein Gegenbeweis gegen die Annahme einer unspezifischen Therapie. Wir müssen daher zusammenfassend sagen, daß den chemo-therapeutisch wirksamen Substanzen neben ihrer parasitotropen Einstellung mehr minder praevalierende und vielleicht bei einzelnen auch durchwegs unspezifische Faktoren zukommen, die sich im höheren Organismus therapeutisch auswirken, die wir in ihrer Wertigkeit gegeneinander schwer abwägen können und die jedenfalls geeignet sind, das Abwehrvermögen des Organismus zu erhöhen.

Hingegen glauben wir bei den sogenannten „chemischen Desinficientien", die bei der Sepsis etc. verwendet werden, zu einer klareren Auffassung ihrer Wirkung gelangt zu sein. Die vielfach gehandhabte chemische Therapie mit Hilfe antiseptischer Substanzen geht auf Versuche von Koch, Behring und Ehrlich zurück, obwohl diese die Entwicklungsmöglichkeit dieser Therapie eher ablehnten, als hoch einschätzten. Dennoch war das Bestreben vieler Forscher darauf gerichtet, immer wieder Substanzen und Kombinationen zu finden, die sich durch starke antiseptische Wirkung auszeichnen, und von denen gefordert wurde, daß sie diese Wirkung auch innerhalb des Organismus entfalten. Ich nenne hier kolloidales Silber, zahlreiche organische Silberverbindungen, unter denen speziell die Silber-Methylenblauverbindung von Müller-Edelmann, das Argochrom (Merk), vielfach Verwendung findet, das

Mercurochrom, das in Amerika sehr gelobt wird, auch Sublimat, Karbolsäure, ferner Farbstoffe, wie das Trypaflavin, das Gentianaviolett, das Rivanol, ferner die Preglsche Jodlösung. Und vielfach wurden alle diese Substanzen zunächst in der Eprouvette ausgewertet, dann auf Wunden oder in die Bauchhöhle übertragen und hier ihre desinfizierende Wirkung kontrolliert. Jedenfalls beruht die Anempfehlung aller dieser Substanzen auf dem Nachweis ihrer antiseptischen Wirkung. Pregl empfahl hingegen seine Jodlösung für die Behandlung der Sepsis nicht nur aus innerdesinfektorischen Gründen, sondern mit Rücksicht auf die Resistenzsteigerung des Organismus.

Da der menschlichen Sepsis völlig ähnliche Zustände, die mit Endocarditis einhergehen, bei Tieren schwer oder kaum zu erzeugen sind, wurde auch der Tierversuch relativ wenig als Modell für septische Infektionsbehandlung herangezogen. Dennoch liegt eine ganze Reihe von Versuchen vor, wo septische Allgemeininfektion bei Mäusen, Meerschweinchen und Kaninchen mit antiseptischen Substanzen, speziell mit Trypaflavin, behandelt wurde (Neufeld und Schiemann). Aus diesen Versuchen geht eindeutig hervor, daß eine frühzeitige Behandlung bei Pneumo-, Strepto- und Staphylokokkeninfektionen mit Argochrom und Trypaflavin von Erfolg sein kann. Die Behandlung setzte fünf Minuten bis vier Stunden nach der Infektion ein. Bemerkenswert und über die Bedeutung eines Tierexperimentes hinausgehend sind die Mitteilungen von Michalka[1]), der bei Pferden, die während der aktiven Immunisierung gegen Milzbrand durch Überdosierung erkrankten, durch subcutane und intravenöse Injektion von Argochrom Entfieberung und Heilung erzielen konnte.

Hier wie auch anderwärts ist die Rede von einer auch subcutan wirksamen Injektion von Antisepticis, bei der es an der Art der Resorption gelegen ist, daß unmöglich eine für wirkliche Desinfektion genügende Konzentration innerhalb des Organismus erzielt werden kann.

Gehen wir von den Tierversuchen zu der Besprechung der klinischen Fragen über. Während die Wirkung der Antiseptica, in Europa speziell des Argochroms und des Trypaflavins, in Amerika die des Mercurochroms und des Gentianavioletts, eine Zeitlang sehr gepriesen wurde, muß man bekennen, daß in letzter Zeit, namentlich in unseren Ländern, neben zustimmenden Äußerungen skeptische und ablehnende Stimmen nicht leicht in die Wagschale fallen. So hat Schottmüller auf dem 37. Kongreß für innere Medizin in seinem Referat über die Sepsis die Verwendung dieser Substanzen für therapeutisch wirkungslos erklärt. Auch andere Autoren sprechen sich gegen die Wirksamkeit dieser Therapie aus. Es konnte Thaler bei einer laparotomierten Frau mit Peritonitis, die mit Trypaflavin vorbehandelt worden war, neben immerhin deutlichem Farbstoffgehalt des peritonitischen Exsudats, zahlreiche Bakterien in diesem nachweisen. Es ist daher schwer, ein objektives Urteil zu fällen,

[1]) Michalka: Beitrag zur Argochromtherapie. Arch. f. Wiss. und prakt. Tierheilk., Bd. 53, S. 248. 1925.

und so sei es mir erlaubt, hier meine subjektiven Erfahrungen niederzulegen, die ich in den letzten zehn Jahren in der Behandlung septischer Erkrankungen, speziell der Endocarditis, gesammelt habe. Ich möchte diese dahin formulieren, daß wir bei ganz akut und foudroyant verlaufender Sepsis kaum eine Einwirkung auf den septischen Prozeß ausüben können. Das gleiche gilt von der Endocarditis lenta mit ihrer absolut ungünstigen Prognose. Dort aber, wo die Sepsis einen wenn auch chronischen, so doch mehr benignen Verlauf nimmt, oder aber bei rezidivierender verruköser, gelegentlich auch bei ulzeröser Endocarditis sind wir in der Lage, bei einzelnen Fällen dauernd oder vorübergehend durch Argochrom, Trypaflavin etc. das Fieber in einwandfreier Weise herabzusetzen, in wenigen Fällen auch zu entfiebern. Die Zahl dieser Fälle ist keineswegs groß. Dennoch habe ich an ihnen, wie ich glaube, in eindeutiger Weise gesehen, daß eine Beeinflussung des septischen Prozesses durch Antiseptica vorliegt. Demnach sprechen die tierischen Versuche in eindeutiger Weise, und, wie ich meine, im gleichen Sinne auch die Erfahrungen in der Klinik, wie ich oben erwähnt habe auch in der Tierklinik, für die Wirksamkeit der chemischen Therapie bei Sepsis, wenn wir dies auch in der menschlichen Therapie nur vereinzelt nachweisen können.

Wenn wir wissen wollen, was wir mit einer Therapie erreichen können, muß auch die Frage aufgeworfen und möglichst beantwortet werden: wie wirkt sich diese Therapie aus? Kolloidales Silber ist ein sehr schwaches Antisepticum; auch die anderen genannten Antiseptica wirken in starker Verdünnung speziell im Blut sehr langsam keimtötend. Daher wurde oft nur an Entwicklungshemmung oder Virulenzabschwächung durch diese Substanzen gedacht. Wir üben die antiseptische Therapie mit Argochrom, Trypaflavin etc. meist intravenös aus folgenden Gründen aus: erstens, weil die Präparate bei anderer Injektionsform Infiltrate machen, zweitens, weil nach Meinung mancher Praktiker die rasche Einverleibung bei der intravenösen Injektion große Konzentration des Desinficiens im Blute herbeiführt, und durch diese eine Desinfektion im Blute stattfindet, drittens von der Annahme ausgehend, daß durch starke Konzentration im Blute auch eine rasch konzentrierte Überflutung der Gewebe mit dem Antisepticum möglich ist. Den ersten Grund muß man gelten lassen, denn wenn auch Argochrom und kolloidales Silber subcutan beziehungsweise intramuskulär gegeben werden können, so hat der Kranke doch ausgiebige Schmerzen von diesen Injektionen. Der zweite Grund, eine größtmögliche Konzentration im Blute und Des nfektion des Blutes, die hiedurch bedingt werden sollen, ist nicht stichhältig, da eine erhebliche und für längere Zeit anhaltende Konzentration des Mittels in der Blutbahn nicht zu erreichen ist. Kolloidales Silber verschwindet sehr rasch aus der Blutbahn, Trypaflavin gleichfalls (Schiemann), ebenso Argochrom (Saxl und Donath). Die Konzentration dürfte nach wenigen Minuten schon eine zu geringe sein, um irgendwie in kürzerer Zeit in der Blutbahn eine desinfizierende Wirkung zu erzielen; was die Desinfektionswirkung in den Geweben selbst anlangt, so kann sie nicht als hervorragend bezeichnet werden. Wenn auch bei Umspritzungen von Wunden einige antiseptische Erfolge bei Tieren gesehen wurden, wenn auch in der Bauchhöhle von Tieren eine Abtötung von Bakterien durch das gleichfalls in diese eingebrachte Antisepticum erzeugt werden konnte; genaue Untersuchungen der inneren Organe, denen als makrophages Depotgewebe besondere Bedeutung zukommt, da sie sowohl die Bakterien als auch Antiseptica abfangen und speichern, haben F. Donath, Kelen und mich zu dem Ergebnis geführt, daß eine rasch einsetzende Desinfektion in den Geweben — man müßte diese ja in den ersten Stunden nach Injektion des Antisepticums beim frisch infizierten Tier erwarten — nicht stattfindet. Der Vorgang der septischen Infektion im Tierexperiment, wie er neuerdings von Domagk, dann von Ernst Singer und Hugo Adler, Diettrich, Oeller u. a. in klarer Weise beschrieben wurde, verläuft folgendermaßen: Selbst massive Bakterienmassen, welche in die Blutbahn injiziert werden, werden rasch, etwa in einer halben Stunde bis einer Stunde, in dem reticulo-endothelialen System der Milz, der Leber etc. abgefangen. Die Blutbahn wird zunächst bakterienfrei. In den Geweben des reticulo-endothelialen Systems hat nun der Kampf zwischen den Gewebszellen und den Bakterien eingesetzt; die Aufgabe der ersteren ist es, die Bakterien, die sie abgefangen haben, zu verdauen. Wird dieses Ziel nicht erreicht, bleiben demnach die Bakterien Sieger, so kommt es zu einem neuerlichen Auftreten der Bakterien in der Blutbahn, zu ihrer Ansiedlung und zu ihrer eventuellen Vernichtung an anderen Orten. Singer und Adler[1]), Baß[2]) konnten neuerdings zeigen, daß Tiere, die gegen Sepsis immunisiert worden sind (Pneumonie, Streptokokken, Milzbrand), rascher die Keime aus dem Blut abfangen. Ein Wiederauftreten findet nicht statt, das Blut bleibt steril, die Sepsis ist verhindert. Bei der chemischen Therapie läßt sich weder eine Sterilisierung des Blutes, noch der Gewebe nachweisen (Saxl, Donath, Kelen), noch tritt auch selbst bei frühzeitigster Behandlung eine Änderung des oben dargestellten Infektionsmechanismus auf. Ähnliches hat, wie oben angeführt wurde, Thaler gefunden; auch Kajsser (zitiert nach Stephan) findet in mit Trypaflavin behandelten Abszessen neben Trypaflavin reichlich lebende Staphylokokken. Hingegen kommt es, worauf schon Stephan[3]) hingewiesen hat, zu einer mächtigen Abwehrreaktion der Gewebe, als deren Ausdruck sowohl Stephan wie wir eine starke Monocytose im Blut finden. Die Wirkung

[1]) Singer und Adler: Zur Frage der Pneumokokkenimmunität. Zeitschr. f. Immunitätsforsch. u. exp. Therapie 41, S. 468. 1924.

[2]) Baß: Über den Mechanismus der Immunität gegen Streptokokken. Ebenda 43, S. 269. 1925.

[3]) Stephan: Über den Wirkungsmechanismus des Trypaflavins. Med. Klin. Nr. 17. 1921.

der chemischen Desinficiencien gegen die septische Infektion ist daher nicht als antiseptische, sondern als unspezifische Einwirkung auf die Gewebe aufzufassen, die in ihrem Abwehrvermögen gefördert werden. Diese Anschauung wurde in den letzten Jahren vielfach ins Auge gefaßt. (Stephan Siegmund[1]), Rolly, Adler und Singer, Buzello)[2]). Eine Stütze von ausschlaggebender Bedeutung für diese Auffassung ist in jenen Befunden zu sehen, die ich gemeinsam mit F. Donath und A. Kelen[3]) erhalten habe, und die ergeben haben, daß man durch drei bis vier vorbehandelnde Injektionen mit Trypaflavin oder Argochrom, wobei wir intravenös kleine Dosen geben, Tiere (Kaninchen) gegen tötliche septische Infektion mit Coli- oder Staphylokokkeninjektion schützen kann. Es kommt zu einer abgeschwächten Erkrankung, die eine wesentlich längere Dauer hat oder in vielen Fällen gänzlich überlebt wird. Bei Infektion von Kaninchen mit Hühnercholera ist uns eine Schutzwirkung nicht gelungen. Sogar durch perorale Verfütterung von Trypaflavin und Scharlachrotöl bei Kaninchen gelang uns die genannte Schutzwirkung. Bei der raschen Ausscheidung von antiseptischen Substanzen kann es sich nur um eine Aktivierung der Gewebe, speziell des reticulo-endothelialen Systems in ihrem Abwehrkampf gegen die Bakterien handeln. Sehr rasch haben wir nach der vorbehandelnden Injektion mit den genannten Substanzen Monocytose auftreten sehen, als Ausdruck dafür, daß das reticulo-endotheliale System durch diese Substanzen gereizt wird. Es kommt vielleicht zu einer Schädigung und dann erst zu einer Reizung, zur Steigerung der Reparationsvorgänge. Während die Sepsiserreger auf die Reparationsvorgänge lähmend wirken oder zumindest lähmend wirken können, dann, wenn nämlich die Infektion die Oberhand gewinnt (Singer), wirken die chemischen Substanzen reparationsfördernd auf die Gewebe und erhöhen ihre Abwehrkraft. Doch soll natürlich nicht geleugnet werden, daß neben diesen zellulären auch humorale Vorgänge eine Rolle spielen; konnte doch auch Wallbum[4]) durch seine Metallsalzemulsion unter Ansteigen von Antikörperbildung nach Injektion von Metallsalzen Tiere prophylaktisch gegen Paratyphus schützen. Im gleichen Sinne ist die Angabe von Buzello zu verwerten, der nach Injektion von Trypaflavin beim gesunden Menschen einen Anstieg der phagocytären Kraft des Blutes nachweisen konnte. Auch finden wir nach Trypaflavin-Injektionen bei gesunden Tieren eine deutliche Anschwellung des reticulo-endothelialen Systems.

---

[1]) Siegmund: Reizkörpertherapie und actives mesenchym. Gewebe. Münch. med. Wochenschr., S. 5. 1923.

[2]) Buzello: Die pyogene Blutinfektion. Dtsch. Zeitschr. f. Chir. 175. S. 370. 1922.

[3]) Saxl P., Donath F. und A. Kelen: Über erfolgreiche Schutzwirkung chemisch-therapeutischer Substanzen gegen Infektionskrankheiten. Wien. klin. Wochenschr., S. 1202. 1925 und S. 211. 1926.

[4]) Wallbum: Metallsalztherapie. Zeitschr. f. Immunitätsforsch. u. exp. Therapie, Bd. 43, S. 433. 1925.

Was können wir aus diesen Befunden für die chemische Therapie der Sepsis in praktischer Hinsicht schließen?

1. Die Therapie muß möglichst zeitlich einsetzen, ganz im Sinne der Tierexperimente von Neufeld und Schiemann, zu einer Zeit, wo Reparationskräfte noch vorhanden sind. Fehlen diese, so werden wir durch unsere Therapie eher Schaden stiften, da der Anregung der Reparationsvorgänge durch Antiseptica, wie oben ausgeführt wurde, eine Schädigung vorausgehen dürfte. Der Organismus muß noch über seine Abwehrkraft, das Gewebe noch über Reparations- und Regenerationsvermögen verfügen. Es ist klar, daß dies in dem noch möglichst intakten Organismus am besten der Fall sein kann, am stärksten im völlig gesunden Organismus, den wir demnach vielleicht erfolgreich prophylaktisch behandeln können. Klar ist auch, daß die foudroyant verlaufende Sepsis das Reparationsvermögen des Organismus sehr bald derart schädigt, daß seine Beeinflussung durch eine chemische Therapie aussichtslos wird.

2. Ist eine Vorbehandlung bei drohender Sepsis, also Geburten, Operationen, Epidemien möglich. In ähnlichem Sinne wie hier äußerte sich jüngst Teilhaber[1]), der durch kombinierte Novoprotein-Argochrominjektion Tiere gegen experimentelle Staphylokokkenperitonitis schützen konnte. Technisch würden wir beim Menschen drei Argochrom- oder Trypaflavin-Injektionen in sechs Tagen als prophylaktische Vorbehandlung empfehlen. Auch eine perorale Verabreichung von Scharlachkoniol (Chemosan, Wien; 3mal tägl. 40 Tropfen der $1^0/_{00}$ Emulsion durch acht Tage) käme in Betracht. Zu berücksichtigen ist, daß die letzte Injektion nicht später als 24 Stunden vor dem zu erwartenden Infekt gesetzt wird. Unmittelbar vor einer Operation oder Geburt würden wir die prophylaktische Injektion nicht empfehlen, da durch sie eine akute Blockierung und Schädigung des reticulo-endothelialen Systems stattfindet, die einige Stunden anhalten dürfte. Zu diesem Kapitel gehört auch die Immunisierung gegen Rotz mit anderen Bakterien, die Pfeiler[2]) angibt; auch konnte Weichbrod durch vorhergehende X_{19}-Injektion die Inkubationszeit künstlich verimpfter Malaria verlängern, also gleichfalls eine unspezifische Vorbehandlung gegen eine Infektionskrankheit. Hieher gehören auch Versuche, die sich in der Literatur finden, gegen Cholera oder andere Krankheiten in unspezifischer Weise durch Normalserum zu immunisieren. Endlich hat Bechhold bereits vor uns eine schützende Wirkung von kolloidalem Silber sowie anderen Kolloiden gegen septische Infektion beschrieben.

Eine Beobachtung, die sich unseres Erachtens praktisch bewährt hat, die wir jedoch ursprünglich etwas anders gedeutet haben, möchten wir

---

[1]) Teilhaber: Die Bedeutung der Entzündung für die Verhütung, Entstehung und Behandlung von Krankheiten. Wien. klin. Wochenschr., S. 125. 1926.

[2]) Pfeiler: Mesenchymtherapie. Jena: G. Fischer. 1924.

hier noch erwähnen. Donath und ich konnten, wie oben erwähnt wurde, zeigen, daß verschiedene Injektionen, die 10 Minuten einer intravenösen Injektion vorausgeschickt werden, durch akute Blockierung der Abfangorgane eine längere Verweildauer der nachfolgend injizierten Substanzen im Blute erzeugen können. Für praktische Zwecke hat sich hier speziell Pituitrin (wir verwendeten 1 cm^3 Pituisan-Sanabo) bewährt, das 10 Minuten vor der intravenösen Injektion subcutan appliziert wurde. Gehen wir so vor, daß wir zuerst die Pituisaninjektion machen und später ein Antisepticum, z. B. Argochrom oder Trypaflavin injizieren, so konnten wir ursprünglich feststellen, daß die Bakterieidie des Blutes eine höhere ist. Anfänglich nahmen wir an, daß diese höhere Baktericidie des Blutes durch längeres Kreisen des „Antisepticum" im Blut bedingt wird; dieses findet auch statt, wie wir nachweisen konnten, ist jedoch kaum ein Hauptgrund für eine gesteigerte Antisepsis; es handelt sich hier überhaupt nicht um eine desinfizierende Wirkung des Antisepticums, sondern um eine verstärkte Anregung der baktericiden Kräfte, eventuell um die oben beschriebene Ausschwemmung von Immunkörpern. Wir haben heute die Vorstellung, daß die blockierende Injektion (das Pituitrin) ein längeres Kreisen des „Antisepticum" in der Blutbahn bedingt. Hiedurch wird das sogenannte Antisepticum von den Hauptabfangorganen, der Leber und Milz, abgedrängt und zum Teil von anderen (reticulo-) endothelialen Zellen abgefangen. Auf diese Weise wird die reizende Wirkung des Antisepticums sozusagen einer vergrößerten zellulären Oberfläche zugeführt. — In praxi hat sich uns Trypaflavin und Argochrom am meisten bewährt. Ersteres macht ab und zu stärkere Magenbeschwerden (Üblichkeiten), letzteres gelegentlich Venenthrombosen sehr mäßigen Grades. Inwieweit die exsudationshemmende Wirkung der Kombination Pituisan und Trypaflavin zu erwähnen ist, werden wir bei der Pleuritis berichten. Von manchen Seiten (H. Mark und L. Olesker) werden sehr hohe Dosen von Trypaflavin (0,01 g pro Kilo Mensch) empfohlen. Von diesen und anderen stark reizenden Dosen von Mitteln dieser Gruppe möchten wir nur dann Gebrauch machen, wenn der Kräfte- und Resistenzzustand des Patienten ein noch recht befriedigender ist.

Anhangsweise möchte ich ganz kurz über ein Thema berichten, das in letzter Zeit viel durchdiskutiert wurde und das mannigfache Berührungspunkte mit der bisherigen Therapie hat und auch selbständig an therapeutischer Bedeutung zu gewinnen scheint. Es handelt sich um die oligodynamische Wirkung von Metallen und Metallsalzen. In einer kleinen Monographie[1]) habe ich folgende Definition dieser so benannten Erscheinung gegeben: Unter oligodynamischer Wirkung verstehen wir eine (biologische) Einwirkung von Metallen auf die Lebewesen, Fermente usw., bei der so wenig Metall in Lösung geht,

[1]) Saxl P., Oligodynamische Wirkung der Metalle und Metallsalze. Wien: Julius Springer. 1924.

daß diese Wirkung rein chemisch nicht zu erklären ist. So tötet z. B. ein Silberdraht, in Wasser eingetaucht, innerhalb weniger Stunden eine erhebliche Bakterieneinsaat im Wasser ab. Wasser, das einige Tage mit dem Silberdraht in Berührung war, nimmt keimtötende Eigenschaften an; auch das Glasgefäß, in welchem Wasser mit dem Silberdraht gestanden war, wirkt nach Entfernung dieses Wassers und des Silberdrahtes, ja selbst nach intensivem Auswaschen des Gefäßes keimtötend. Als oligodynamisch wirksame Metalle kommen natürlich nur solche in Betracht, deren Löslichkeit im Wasser als sehr geringe bezeichnet werden kann: Silber, Kupfer, Nickel, Arsen, Quecksilber u. a. m. In ihren verschiedenen Legierungen beeinflussen sich die Metalle in förderndem und lähmendem Sinn. Außer den Metallen selbst kommt auch unlöslichen Metallsalzen eine oft sehr beträchtliche oligodynamische Wirkung zu. Im Gegensatz zu mir sind andere Autoren der Meinung, daß es sich hier um eine rein chemische Wirkung handelt (Baumgarten und Luger, Doerr, Laubenheimer u. v. a.). Ruette akzeptiert meinen Standpunkt, Herzberg nimmt eine vermittelnde Stellung ein.

In welcher Form kommt nun die therapeutische Verwendung der oligodynamischen Wirkung in Betracht? Unlösliche Salze, speziell Salze des Silbers, üben, trotz ihrer Unlöslichkeit auf die katarrhalisch affizierten Schleimhäute bei Entzündungen, Infektion und Wunden eine stark desinfizierende, antikatarrhalische, entzündungswidrige und granulationsanregende Wirkung aus (Bachrach, Menzel, Meißner). Diese basiert auf der sehr stark desinfizierenden Wirkung und, wie Pfab aus der Klinik Eiselsberg gezeigt hat, auf der erwähnten starken Anregung von Granulationen auf Wundflächen. Selbst sehr torpide Wunden heilen unter Silberchloridsalbe vorzüglich aus. Dabei verhalten sich die oligodynamisch wirksamen Substanzen dem Gewebe gegenüber vollkommen reizlos und machen nicht die geringsten objektiven Schädigungen oder irgendwelche Schmerzen. Um die optimale Wirkung oligodynamischer Substanzen zu erzielen, müssen wir eine sehr große Oberfläche gewinnen. Das geschieht am besten in Form der feinen Suspensionen, wie sie in Silberchlorid-Metempräparaten der Delphinfabrik, Wien-Guntramsdorf, hergestellt werden. Diese werden als 2- und $4^0/_0$iges Silberchloridmetem und als Metemwundsalbe verwendet (Pfab). Welche Indikationen bestehen nun für die Silberchlorid-Metemtherapie? Im allgemeinen dieselben wie für die äußerliche und innere Verwendung von Lapislösungen, wobei nämlich die Reizlosigkeit der Therapie betont sei, auch bei Verwendung größerer Mengen. Hiemit fällt natürlich auch die therapeutisch öfter in Betracht kommende Ätzwirkung der Lapislösung weg. Daß das $2^0/_0$ige Silberchloridmetem auch bei Ulcus ventriculi et duodeni verwendet wird, darauf werden wir in dem betreffenden Kapitel zurückkommen. Auch haben wir gelegentlich bei akutem Gelenksrheumatismus gute Erfolge gesehen. Die Dosierung werden wir in dem zitierten Kapitel besprechen; Argyrie haben wir bei äußerlicher Anwendung gar nicht und bei innerlicher Anwendung nur nach sehr langem Gebrauch gesehen.

Es ist auch die Frage aufgeworfen worden, ob innerhalb der Blutbahn Silbersalze eine oligodynamische Wirkung entfalten können. Dies ist nicht der Fall, da die Wirkung der auf diese Weise einverleibten kleinen Salzmengen zweifellos durch das Serum, das hier hemmend wirkt, völlig aufgehoben wird. Bei der genannten lokal zu applizierenden Silberchloridemulsion handelt es sich um relativ große Mengen Silbersalzes, die durch das Serum zwar auch gehemmt werden, aber doch immerhin als sehr wirksam zu bezeichnen sind.

Vierter Vortrag

Hormonaltherapie — Behandlung innersekretorischer Störungen

M. H.! Ich beginne unseren heutigen Vortrag mit der Besprechung der hormonalen Therapie. Wir betreiben diese teils zum Zweck der Substitution minderwertig funktionierender innersekretorischer Organe, z. B. in Form der Schilddrüsentherapie des Myxoedems, zum Teil auch ohne eine Unterfunktion jener Organe zu kennen, deren Sekret wir zuführen, z. B. Adrenalin bei Asthma bronchiale, Schilddrüse bei gewissen Formen der Nephrose und der Fettsucht, die keineswegs immer mit myxoedematösem Typus einhergehen, Pituitrin bei Darmparesen etc. Es scheint eine Petitio principii zu sein, wenn vielfach in der therapeutisch aber auch pharmakodynamisch genannten Wirkung eines Hormons ein sicherer Fingerzeig auf eine Ausfallserscheinung gesehen wird. So können wir aus der anscheinend erfolgreichen Zucker-Insulintherapie beim Ikterus catarrhalis keinen sicheren Rückschluß auf einen erkrankten Inselapparat machen; ebensowenig dürfen wir in der Wirkung des Pituitrin beim Diabetes insipidus den Beweis für eine Hypophysenerkrankung sehen.

Noch eine zweite Frage allgemeiner Bedeutung müssen wir besprechen. Die Beurteilung hormonaler Wirkung ist sowohl durch die neue Erkenntnis ihrer Zweiphasigkeit erschwert worden als auch durch den Nachweis, daß die Wirkung eines Hormons nicht nur von diesem, sondern auch von dem Zustande des Erfolgsorgans abhängig ist. Zondeck und Uko haben für Insulin nachgewiesen, daß es in ganz kleinen Dosen blutzuckersteigernd wirkt, denen sich erst die blutzuckersenkenden Dosen anreihen. — Auch Elias, Güdemann und Roubitschek[1]) fanden dies. Adrenalin kann blutdrucksenkend und -steigernd, blutzuckersenkend und -steigernd wirken, wobei die senkende Wirkung den kleinen Dosen zukommt (E. Kylin)[2]). Es besteht demnach allerdings

[1]) Elias H., Güdemann J. und R. Roubitschek: Insulin und Graviditätsglykosurie. Wien. Arch. f. inn. Med., XI. Bd., S. 567. 1925.

[2]) Kylin E.: Einwirkung der Ca- und K-Ionen auf Pituitrin-Blutzuckerreaktion. Klin. Wochenschr., S. 2068. 1925.

nur bei Verwendung kleiner Dosen eine Doppelwirkung der Hormone, eine zweiphasige Wirkung, die einander entgegengesetzt wirkt. Sowohl Zondeck und seine Mitarbeiter als auch Kylin beziehen diese Zweiphasenwirkung zumindest teilweise auf den Zustand der Erfolgsorgane, so findet Kylin, daß durch Kalziumdarreichung die blutdruck- und blutzuckersteigernde Wirkung des Adrenalins, durch Kaliumdarreichung die senkende Wirkung gefördert wird. Bei Insulin findet sich die gleiche Wirkung von Kalium und Kalzium, bei Pituitrin ist ein umgekehrtes Verhalten.

Was den Zustand des Erfolgsorgans, auf das ein Hormon einwirkt, unter pathologischen Verhältnissen anlangt, lassen wir hier H. Zondeck[1]) selbst sprechen:

„Die Krankheiten, die wir als endokrin bedingt ansehen, sind nun keineswegs in allen Fällen durch anatomische oder funktionelle Veränderungen im Bereiche bestimmter Inkretorgane bedingt. Vielmehr gibt es, nach meiner Auffassung, eine nicht geringe Zahl von Fällen, bei welchen Abnormitäten der Gewebseinstellung — worunter wir u. a. Abweichungen der chemischen Struktur der Zellen des Erfolgorgans zu verstehen haben — den Ausgangspunkt der Krankheit bilden. In solchen Fällen liegt eine Behinderung des physiologischen Zusammenwirkens von Hormon und Zelle vor, was im Effekt dem Zustand gleicht, der sich aus anatomischer oder funktioneller Läsion bestimmter Drüsen ergibt.“ .... „Je weiter wir in der genetischen Erfassung der endokrinen Phänomene gelangen, um so mehr müssen wir davon abstehen, unsere Blickeinstellung auf den endokrinen Apparat an sich zu richten. Die endokrinen Drüsen repräsentieren vielmehr nur ein Glied in der Kette jenes großen, die vegetativen Funktionen des Körpers regulierenden Systems, das die vegetativ-zerebralen Zentren, die vegetativen Leitungsbahnen, das Elektrolyt-System, endlich die Zelle selbst, d. h. die peripherischen umfaßt. Ich möchte namentlich den letzteren, mit deren physiko-chemischen Änderungen grundlegende Modifikationen der Hormonwirkung vor sich gehen können, eine ganz besondere Bedeutung zumessen. Dabei erübrigt sich zu betonen, daß neben den Anomalien physiko-chemischer Art die verschiedensten sonstigen Besonderheiten der Gewebsanlage ererbter oder erworbener Natur sich in der Art des Zusammenwirkens von Gewebe und Hormon auswirken können.“

Gehen wir nun zum speziellen Teil unseres heutigen Vortrages über und beginnen wir mit der Schilddrüsentherapie. Viel diskutiert wurde bei dieser, wie bei jeder anderen hormonalen Therapie, die Dosierungsfrage. Viele Schilddrüsenpräparate werden auf frische Schilddrüsensubstanz berechnet, andere auf getrocknete. Von letzterer genügt im allgemeinen bei myxoedematösen Zuständen 0,3 g pro Tag. Die Thyreoideadispert (Krause, München) sind zu fünf und zehn Ein-

[1]) Zondeck H.: Über hypophysär-zerebral-peripherische Fettsucht. Dtsch. Med. Wochenschr., S. 1267. 1925.

heiten, ausgewertet an der Giftresistenz hyperthyreoidistisch gemachter Mäuse gegen Acetonitril (nach W. Straub). Thyreoisan M (Sanabo, Wien) sind am Menschen nach einem von E. Nobel ausgeführten Verfahren ausgewertete Schilddrüsenpräparate. Neben diesen Grundlagen müssen jedoch die Präparate auch heute noch in ihrer jeweiligen Wertigkeit an Kranken ausgeprüft werden (Biedl)[1]). Bemerkenswerterweise kommt — worauf bisher nur selten hingewiesen wurde — den uns zur Verfügung stehenden Schilddrüsenpräparaten eine Art kumulativer Wirkung zu, und ohne diese kommt ihr Effekt nicht zustande. So tritt z. B. die Thyreoideadiurese erst einige Zeit nach der Darreichung ein.

Die Behandlung aller Formen des Myxoedems mit Schilddrüsenverfütterung ist heute unter Ärzten allgemein und bedarf hier keiner weiteren Besprechung. Als Richtlinie wird uns der erniedrigte Grundumsatz gelten; wohl aber müssen wir auf mancherlei therapeutische Verwendung der Schilddrüse eingehen, in der nur einzelne Züge des Myxoedems oder auch fast keine wieder zu erkennen sind. Es gibt Fälle von pluriglandulärer Insuffizienz, in der wir Thyreoidea mit Erfolg geben. Ferner haben viele Autoren auf thyrogene Obstipationen hingewiesen (Friedrich v. Müller, Strauß, G. Singer, Schur, Deusch u. v. a.), die meist im Rahmen einer mehr minder deutlich ausgeprägten Hypothyreoidose auftritt. — Thyreoidea wird bei Störungen des Wasserhaushaltes gegeben, worauf wir später noch zurückkommen werden. Zum Teil mag es sich im Gefolge der Schilddrüsenzufuhr bei Nephrosen, bei der Wassersucht der „sogenannten Myodegeneratio" (Eppinger) tatsächlich um hypothyreoidistische Zustände handeln, zum Teil aber wirkt die Thyreoideamedikation durch Stoffwechselsteigerung (Abmagerung, den gesteigerten Abbau, speziell des Eiweißes), und dieser mag auf dem Umwege der Ureabildung zur Diurese führen. Bei Fettsucht geben wir Schilddrüse. Die Fälle mit wirklich herabgesetztem Grundumsatz sind auch bei rein konstitutioneller Fettsucht sehr selten (v. Noorden). Die Thyreoidea facht hier den gesamten Stoffwechsel an. Endlich folgen wir einer älteren, von vielen Autoren ausgesprochenen Annahme (Falta, Ascher, Neuschloß u. v. a.), daß die Erythropoese mit der Schilddrüse zu tun hat, bzw. der Ansicht Pappenheims, daß die Anaemia gravis mit einer Unterfunktion der Schilddrüse einhergeht, oder aber der neueren Auffassung Hollers, daß die Thyreoidea den Organismus gegen Arsen empfindlich macht. Aus all diesen Angaben geht die Nützlichkeit der thyreoiden Medikation bei Anaemie hervor, auf die wir im Kapitel „Blutkrankheiten" noch zu sprechen kommen werden. — Daß der Thyreoidea auch wichtige Funktionen bei der Abwehr von Infektionskrankheiten zukommen, geht u. a. aus den Befunden von Saxl und F. Donath[2]) über die Beziehungen der Schilddrüse zum

[1]) Biedl A.: Die inkretorisch ausgelösten Variationen des Stoffwechsels. Verhandl. über Verdauungs- und Stoffwechselkrankheiten. Wien. 1925.

[2]) Saxl P. und F. Donath: Über die pharmakologische Beeinflussung des reticulo-endothelialen Systems. Deutsch. Kongreß f. innere Medizin. 1925.

reticuloendothelialen System, ferner aus Arbeiten über die Beziehungen der Schilddrüse zur Phagocytose hervor (R. Bierstein und A. M. Radimowitsch)[1]).

Während uns der Vorderlappenextrakt der Hypophyse als Therapeuticum wenig zur Verfügung steht und wenig klinisch verwendet wird, machen wir von dem Extrakt des Hinterlappens vielfach Gebrauch. (Hypophen, Pituglandol, Pituitrin, Pituisan.) Die Diuresehemmung ist Gegenstand vielfacher Studien gewesen (E. P. Pick und Molitor) und zweifellos auch beim normalen Menschen stark vorhanden, wie Brunn in seinen Studien, die er zunächst auf meine Veranlassung aufgenommen hat, gefunden hat. Es darf uns daher auch nicht Wunder nehmen, daß bei Diabetes insipidus ein glänzender Erfolg häufig zu finden ist, obwohl bekanntlich in vielen Fällen die Hypophyse gesund ist. Pituitrin ist ein Gewebsantidiureticum, auch darauf kommen wir im folgenden zu sprechen. Vielfach wird angegeben, daß der Vorderlappenextrakt diuretische Eigenschaften hat; hierüber fehlt aber ausreichende klinische Erfahrung. Von weiteren therapeutischen Anwendungen des Pituitrin in der inneren Medizin sei seine gute Wirkung bei postoperativen Darmparesen erwähnt, ferner seine Kombinationswirkung mit Adrenalin in Form des Asthmolysins, wobei zu betonen ist, daß das Pituitrin allein unwirksam ist, und angenommen wird, daß es eine Verlängerung der Adrenalinwirkung herbeiführt. Diese Wirkung führt über zu jener, die F. Donath[2]) und ich beschrieben haben, daß durch Pituitrin das reticulo-endotheliale System gesperrt wird: Wir haben Fettemulsionen, die wir ins Blut injizierten, bei vorheriger Pituitrin-Injektion langsamer aus dem Blut verschwinden sehen. Dem Pituitrin kommt ferner eine tonuserregende Wirkung zu, und nach Krogh ist es vielleicht diejenige Substanz, welche den Kapillartonus physiologisch bedingt. Nach Pituitrin-Injektionen beobachten wir, wahrscheinlich infolge von Kapillarkontraktion, eine starke Blässe, und weniger bei subcutaner, mehr bei intravenöser Injektion ein starkes Ansteigen des Blutdruckes. Seine Darreichung ist daher bei hohem Blutdruck kontraindiziert. Nach Kurschmann wirkt Adrenalin und Hypophysin steigernd auf die Agglutininmenge des Serums. In ähnlicher Weise wird von Rosenthal und Holzer berichtet, daß nach Sympathicusreizung eine Steigerung des Agglutinationstitres im Serum stattfindet.

Über die therapeutische Anwendung des Adrenalins kann ich nicht viel Neues berichten. Über seine Herz- und Gefäßwirkung wollen wir in dem betreffenden Vortrag sprechen. Die Frage, wodurch das Adrenalin beim Bronchialasthma wirkt, ob krampflösend auf die

---

[1]) Bierstein R. und A. M. Radimowitsch: Die phagocytäre Tätigkeit der Leukocyten bei Kominden mit verminderter Blutdrüsenkorrelation. Klin. Wochenschr., S. 2013. 1925.

[2]) Saxl P. und F. Donath: Über Exudationshemmung durch Pituitrin und einige andere auf das reticulo-endotheliale System wirkende Substanzen. Klin. Wochenschr., S. 1866. 1925.

Bronchialmuskulatur oder anaemisierend auf die Schleimhaut oder aber beides, ist noch immer nicht entschieden. Während das Adrenalin bei Osteomalacie bekanntlich sehr wirksam ist, wurde es bei der Hungerosteomalacie unwirksam gefunden. Die Annahme, daß das Adrenalin im ersteren Fall auf die den Kalkstoffwechsel beeinflussenden Blutdrüsen (Epithelkörperchen) wirke, scheint daher nicht richtig zu sein. Daß rectale Instillationen von 10 bis 15 cm^3 Adrenalinstammlösung im allgemeinen günstig gegen Tenesmen wirken, hat v. Groer gezeigt. Die Diarrhoen bei Basedowscher Krankheit werden in gleicher Weise erfolgreich behandelt.

Mit den Geschlechtsdrüsenpräparaten (Eierstock und Hoden) haben wir in der inneren Medizin keine sicheren, positiven therapeutischen Ergebnisse. Ebenso unsicher ist bis jetzt die Verwendung der Epithelkörperchen.

Eine ausgedehnte praktische Verwertung hat seit seiner Darstellung durch Banting und Best das Insulin gefunden und ist Gegenstand vieler theoretischer Erörterungen gewesen. Kommen wir im folgenden auf seine praktische Bedeutung für die Diabetesbehandlung zu sprechen, so wollen wir hier ganz kurz die allgemeinen biologischen Auswirkungen des Insulins im Organismus besprechen.

Insulin ist ein eiweißfreier, im Wasser löslicher Extrakt aus frischem Rinderpankreas, aus dem es gewonnen wird, indem man im Pankreas das Trypsin durch Ansäuerung unwirksam machen muß, da ersteres letzteres zerstört. Es ist thermostabil. Das Insulin wurde im Blut und Harn, in allen tierischen Organen und vielen pflanzlichen Geweben gefunden. Ob im höheren Organismus daher das Pankreas das Insulin ausschließlich erzeugt oder aber es nur stapelt oder ob die Insulinproduktion eine allgemeine Eigenschaft der tierischen und pflanzlichen Zellen ist, ist reichlich diskutiert, aber nicht entschieden worden. Auch inwieweit die Insuline im Tierreich und Pflanzenreich identisch sind, ist noch nicht entschieden.

Das Insulin führt eine Blutzuckersenkung auch beim normalen Kaninchen herbei, die jedoch stärker bei Hunger und Arbeit ist, welche das Tier glykogenarm machen. Narkotisierte Tiere und sonst hyperglykaemisch gemachte Tiere zeigen wenig intensive hypoglykaemische Reaktion. Nicht nur der Blutzucker, auch der Gewebezucker sinkt bedeutend durch Insulineinverleibung. Es tritt hypoglykaemische Reaktion auf, die bekanntlich mit Zittern, Schwindelgefühl, Müdigkeitsgefühl, Brechreiz etc. einhergehen; diese hypoglykaemische Reaktion kann durch rasche perorale oder parenterale Zuckerzufuhr beseitigt werden.

Während der Insulinwirkung kommt es zum Glykogenschwund der Muskeln; das Leberglykogen scheint sich — so lauteten frühere Angaben — nicht zu ändern; wenigstens beim Gesunden ändert es sich nicht oder aber nimmt sogar ab. Beim Diabetiker hingegen nimmt es zu; demnach ermöglicht und erleichtert die Insulinzufuhr beim Diabetiker die Glykogenfixation und Zuckerverwertung. Collazo, Händel und Rubino fanden jedoch auch eine Glykogenanreicherung in der nicht diabetischen Leber, dann nämlich, wenn sie es nicht zu hypoglykaemischen Zuständen kommen ließen. Auch Brugsch und Cori fanden beim normalen Tier die Glykogensynthese der Leber gesteigert, wenn genügend Glykose zur Verfügung stand. Das Insulin besitzt ferner eine Beziehung zum Fettstoffwechsel. Nach Insulin steigt ferner die Blutkonzentration durch Abströmen von Wasser in die Gewebe. Möglicherweise treten auf diese Weise Oedeme auf. Der respiratorische Gaswechsel zeigt nur anfänglich eine bald abklingende vermehrte Zuckerverbrennung an. Späterhin läßt sich aus dem respiratorischen Quotienten kein Rückschluß auf die gesteigerte Zuckerverbrennung ziehen. Eine vermehrte Glykolyse im Blute läßt sich nicht nachweisen. Hingegen haben Häusler und O. Löwy, ferner Wiechmann, der schon vordem für eine gestörte Zellpermeabilität beim Diabetiker eingetreten war, gezeigt, daß die Durchlässigkeit von roten Blutkörperchen gegen Zucker durch Insulin vermehrt wird. Insulin ist ein Antagonist des Adrenalins, indem ersteres die durch Adrenalin bedingte Glykogenolyse der Leber hemmt. Adrenalin verhindert die Insulin-Hypoglykaemie, Insulin die Adrenalin-Hyperglykaemie. Wegen der erstangeführten Erscheinung wird Adrenalin als Gegenmittel bei der Insulin-Hypoglykaemie verwendet. Auch Pituitrin beseitigt wie Insulin hypoglykaemische Zustände; wirkt also auch antagonistisch. Sowie die Schilddrüse ein Antagonist des Pankreas ist, ist es auch das Thyroxin. Bei schilddrüsenlosen und ebenso nebenschilddrüsenlosen Tieren tritt rascher die toxische Insulinwirkung auf; also auch hier besteht ein Antagonismus zwischen den Sekreten dieser Drüse. Insulin wirkt nicht nur blutzucker-, sondern auch blutdrucksenkend, wie Paul Klemperer und Rudolf Strisower nachgewiesen haben.

Aus Bluttransfusionsversuchen, die Staub[1]) anstellte, ist zu erschließen, daß das Maximum an Insulingehalt im Körper und im Blut in den ersten fünf Stunden nach Kohlehydratzufuhr, welches ein adaequater Reiz für die Insulinproduktion ist, auftritt. Ähnlich sieht Pollak[2]) in dem Gehalte des Blutes an Zucker den Regulationsfaktor für den Zuckerstoffwechsel, während Adelsberg und Porges[3]) jüngst in dem Gewebezucker den Regulator zu sehen der Meinung sind. 10 bis 15 Stunden nach der Kohlehydratzufuhr ist nach Staub kaum Insulin im Blute mehr nachweisbar. Die Kohlehydratzufuhr erhöht demnach die Insulinproduktion stark und gleichfalls den Insulinspiegel im Blute. Bei Kohlehydratkarenz ist die Insulinproduktion schwach, weswegen auch durch den im Hunger bestehenden Insulinmangel eine Neigung zur Ketosis auftritt. Wenn wir noch kurz die wichtigsten Momente

---

[1]) Staub H.: Insulin. Berlin: Julius Springer. 1925.

[2]) Pollak L.: Physiologie und Pathologie der Blutzuckerreaktion. Ergebn. der inn. Med. u. Kinderheilk., 23. Bd., S. 337. 1923.

[3]) Adelsberg D. und O. Porges: Glykogenanreicherung als Ziel der Insulinbehandlung. Klin. Wochenschr., S. 142. 1926.

in der Einwirkung des Insulins auf den zuckerkranken Organismus zusammenfassen sollen, so sei erwähnt, daß die Insulineinverleibung fördernd auf den Glykogenaufbau, hemmend auf den Glykogenabbau bzw. die Zuckerbildung in der Leber wirkt. Ob die Kohlehydratverbrennung direkt gefördert wird, speziell in den Geweben, muß als fraglich bezeichnet werden. Die Acidosis verschwindet frühzeitig durch Insulindarreichung, und ihr Verschwinden ist offenbar der Ausdruck der gebesserten Kohlehydratlage.

Aus diesen theoretischen Auseinandersetzungen, mehr noch aus der Erfahrung am Kranken ergeben sich die großen Erfolge für die Verwendung des Insulins als hormonales Substitutionsmittel.

Die verschiedenen Präparate sind bekanntlich nicht gleichwertig und auch von derselben Fabrik nicht immer gleich in Wirksamkeit. Da die Präparate durch Lagern verlieren, geht das Bestreben dahin, trockene Präparate herzustellen, doch hat auch dies zu keinem durchgreifenden Erfolg geführt, und es ist fraglich, ob hier die Wirkung länger anhält. Die Frage der Haltbarkeit ist noch nicht gelöst, und es sollen Präparate, die länger als sechs Monate alt sind, nicht verwendet werden. Wir verwenden in Österreich meistens Insulin Chemosan, Phiag, daneben das amerikanische Präparat Lily, das englische Borrow Welcome, das tschechoslowakische Norgine, doch sind zweifellos auch andere Präparate von guter Wirksamkeit. Es gibt heute wirksame Präparate in stattlicher Anzahl. Intravenöse Zufuhr ist möglich, jedoch wird sie fast ausschließlich subcutan geübt. Alle anderen Arten der Einverleibung, wie stomachale, tracheale, linguale etc., haben sich noch nicht bewährt. Die intravenöse Einverleibung erfolgt nur beim Koma und auch da nur selten. Die Wirkung ist viel stärker. Erwähnt wurde die Angabe E. F. Müllers und seiner Mitarbeiter, daß intrakutane Einverleibung von Insulin stärker wirke; ferner hat Bertram angegeben, daß Insulin, gleichzeitig mit Eiweiß injiziert, stärker wirke, jedoch ist diese Angabe praktisch noch nicht genügend nachgeprüft worden. Die Dosierung erfolgt nach „klinischen Einheiten" 1 cm^3 = 20 E.

Wir verwenden das Insulin in erster Linie zur Bekämpfung der Ketosis. Die Acetonkörperausscheidung im Harn stürzt herunter. Daher ist die Hauptdomäne des Insulins das Koma; doch auch jene Fälle von Diabetes, wo stärkere Acidosis besteht. Gegen Glykaemie und Glykosurie wird Insulin bis jetzt nur bei hohem und diätetisch nicht leicht zu beeinflussendem Zuckergehalt (vgl. nächsten Vortrag), ferner bei den Komplikationen der Zuckerkrankheit, wie Eiterungen, Retinitis etc., gegeben. Auch die Narkose-Acidose wird verhindert.

Da die Wirkung des Insulins nur eine vorübergehende ist, wurde noch vor kurzem vielfach empfohlen, nur schwere Fälle zu behandeln, leichte Fälle diätetisch zu beeinflussen. Eine Erhöhung der Toleranz findet in niedrigen Grenzen statt (Staub, Güdemann), wird jedoch namentlich von ersterem als genügend befunden, bei allen Fällen Kuren durchzuführen, eben im Sinne einer Schonungskur für den Insulinapparat, also in ähnlicher Hinsicht, wie Diätkuren beim Diabetiker angestellt werden. In gleichem Sinne äußert sich auch v. Noorden. Auch die Eiweißtoleranz wird durch Insulin erhöht. Die Insulinkur wird der Diät angepaßt; hierüber soll im folgenden Vortrag berichtet werden.

Kontraindikationen gegen die Insulintherapie sind der renale Diabetes, ferner insulinrefraktäre Fälle; als solche wurden beobachtet pluriglanduläre Störungen; speziell Hyperthyreoidismus, kombiniert mit diesem, obwohl natürlich auch hier Insuffizienz des Insulinapparates besteht. Gelegentlich sehen wir bei schwerer Tuberkulose eine Verschlechterung durch Insulintherapie eintreten, offenbar durch unspezifische Herdreaktionen bedingt, weswegen die Insulinkur ausgesetzt werden muß. Andere Fälle von Tuberkulose plus Diabetes reagieren jedoch in günstigerem Sinne.

Die Dosierung im Koma darf nicht zu sparsam sein; es werden 50 bis 150 Einheiten, auch mehrmals täglich, eventuell auch intravenös gegeben, mit gleichzeitiger Kohlehydratzufuhr, obwohl einige Autoren von letzterer auch Abstand nehmen. Außerhalb des Komas muß die Insulindosis Rücksicht nehmen auf den Zuckergehalt des Blutes, des Hormons. Die Ketosis wurde in Einklang gebracht mit der Diät. Es sollen regelmäßig Blutzuckerbestimmungen gemacht werden, wo dies möglich ist, und mit der Dosierung natürlich höchstens bis in die Nähe des normalen Blutzuckerspiegels gegangen werden. Wo keine Blutzuckerbestimmungen gemacht werden, soll der Harn portionenweise zwischen den einzelnen Insulin-Injektionen auf Zucker untersucht werden, und die Insulindosis soll so gewählt werden, daß der Harn in jeder einzelnen Portion fast zuckerfrei ist.

Wir können die erste Dosis, die wir dem Diabetiker geben wollen, so berechnen, daß wir auf 3 bis 4 g ausgeschiedenen Zucker eine Einheit Insulin rechnen, z. B. wenn 80 g Zucker im Tag ausgeschieden werden, geben wir 20 Einheiten im Tag. Doch ist diese Berechnung nur ein ungefährer Maßstab; später dosieren wir nach der jeweiligen Beobachtung am Kranken; man kann dies auch von Haus aus machen und beginnt mit kleinen Dosen und steigt mehr minder rasch an. Da die Insulinwirkung, wie oben erwähnt, nur etwa sechs bis acht Stunden anhält und dann wieder verschwindet, müssen wir bei halbwegs schweren Fällen zwei- bis dreimal im Tag vor den Mahlzeiten injizieren, eventuell, speziell während bedrohlicher Infektionskrankheiten, noch öfter. Selbst bei längerer Darreichung wurde von vielen Autoren keine Gewöhnung an das Insulin gesehen, während Noorden Insulinismus nach längerer Applikation von Insulin gesehen hat. Nach Bertram[1]) führt Serumzusatz und ähnlicher Zusatz zur subcutanen Insulininjektion zu verstärkter Wirkung.

Die Gefahr der Hypoglykaemie wurde oben geschildert, doch erklärt letztere allein den Symptomenkomplex nicht. Es spielen auch nervöse Zustände mit. Bei einem Blutzuckergehalt von Diabetikern, der der Norm entspricht, sind hypoglykaemische Zustände beobachtet

---

[1]) Bertram W.: l. c.

worden. Anderseits blieben bei sehr niedrigem Blutzucker, wie er gelegentlich mit und ohne Insulin beobachtet wurde, hypoglykaemische Zustände aus. Hyperglykaemie tritt im chronischen Hungerzustand leichter auf. Dieser ist also zu berücksichtigen, wenn wir Insulin geben, und ebenso intestinale Störungen mit Diarrhoen, da der Zuckergehalt bzw. Glykogengehalt der Leber hier besonders niedrig ist. Stellen sich die bekannten Zustände, Müdigkeit, Zittern, Schwindel, ein, so gelingt es auch durch perorale Zuckerdarreichungen oder auch subcutane (4%ige) Traubenzuckerlösung oder intravenös (7 bis 10%) Traubenzuckerinjektion die Zustände zu beseitigen; intravenös kann auch Calcium, subcutan Adrenalin gegeben werden, jedoch ist letzteres nur wirksam, wenn keine Glykogenarmut besteht. — Hyperglykaemie ist kein gefährlicher Zustand und soll daher als Komplikation, die natürlich bei der Insulinbehandlung jederzeit eintreten kann, in diesem Sinne eingeschätzt werden. Dennoch ist zu beachten, daß vor dem Schlafengehen kein Insulin gegeben wird, um das Auftreten von Hypoglykaemie im Schlafe zu vermeiden. Ungefährlich ist auch die Oedembildung infolge der Insulinbehandlung, welche mit anfänglicher Bluteindickung, später Blutverdünnung einhergeht. Nach Klein[1]) wirkt die durch das Insulin erfolgte Glykogenspeicherung im Gewebe wasseranziehend. Gelegentlich wurde Urticaria nach Insulin beobachtet.

Insulin steht auch zum Fettstoffwechsel in Beziehung. Falta[2]), ferner R. Bauer und Niyri empfehlen daher, Abgemagerte, speziell Rekonvaleszente, mit Insulin zu behandeln. 2 bis 3 mal 5 bis 20 Einheiten täglich: Man erzielt auf diese Weise, wie seither viele Autoren berichtet haben, schöne Gewichtszunahmen, natürlich ohne Oedem. — Von noch anderen Verwendungen des Insulins wird beim Ikterus catarrhalis im Kapitel „Leberkrankheiten“ die Rede sein; erwähnt sei auch, daß bei der Basedowschen Krankheit durch Insulindarreichung vorübergehende Grundumsatzsenkung gefunden wurde (Hans Meyer)[3]).

Bis hieher war nur von innersekretorischen Hormonen die Rede. Andere Organhormone kommen wenig zur Verwendung. Das die Peristaltik anregende Hormon (Hormonal Zülzer) dürfte nach neueren Anschauungen mit dem Cholin identisch sein, worauf wir im Vortrag über die Darmkrankheiten zurückkommen werden.

Gehen wir nun zum zweiten Teil unseres heutigen Vortrages über, zur praktischen Behandlung endokriner Krankheiten. Von der Fettsucht und dem Diabetes soll im folgenden Kapitel die Rede sein. Eine große Reihe anderer endokriner Störungen sind einer wirksamen Therapie nicht zugänglich. So die Erkrankungen der Hypophyse, abgesehen von der Pituitrinbehandlung des Diabetes insipidus;

---

[1]) Klein O.: Insulin und Lebererkrankung. Zeitschr. f. klin. Med., Bd. 102. H. 2.

[2]) Falta W.: Mastkuren mit Insulin und über insulinöse Fettsucht. Wien. Klin. Wochenschr., S. 757. 1925.

[3]) Meyer H.: Insulinbehandlung der Basedowschen Krankheit. Zeitschr. f. klin. Med. Bd. 102. H. 2.

hier sind jedoch, wie oben erwähnt wurde, die Zusammenhänge dieses Leidens mit der Hypophyse keineswegs in allen Fällen feststehend. Die Erkrankungen der Nebenniere, und zwar die Hypofunktion bei der Addisonschen Krankheit ist bekanntlich nicht zu beeinflussen. Ob es eine Hyperfunktion der Nebenniere gibt, ist fraglich. Die männliche Keimdrüse kann, speziell in ihrer Unterfunktion, kaum hormonal beeinflußt werden. Die Behandlung von Ausfall- und Überfunktionen der Ovarien gehören in das spezielle Gebiet der Gynaekologie. Die Beziehung der Geschlechtsdrüsen zur Fettsucht soll im nächsten Kapitel besprochen werden. So beschränken wir uns für heute auf die Besprechung anderer therapeutisch beeinflußbarer Zustände, der Basedowschen Krankheit, der Tetanie, eventuell auch der pluriglandulären Insuffizienz.

Beginnen wir mit der letzteren. Abgesehen von der Blutdrüsensklerose von Claude, Gougerot und Falta sind wir heute gewohnt, im Rahmen so mancher Erkrankungen pluriglanduläre Störungen zu sehen. Ich erinnere an das Hungeroedem, an Ausfallserscheinungen bei Anaemien und Kachexien aller Art. In diesen Fällen machen wir den Versuch einer Schilddrüsentherapie, die ja neben der Insulintherapie die einzig wirksame Substitutionstherapie ist. Daß wir gleichzeitig allgemein roborierende Maßnahmen treffen, wie die Darreichung von Arsen, von schwach oxydiertem Phosphor in Form von Phosphaten, eventuell metallischem Phosphor, ist selbstverständlich. Gehen wir nun zu neueren therapeutischen Bestrebungen auf dem Gebiete der Basedowschen Krankheit über.

Die Grundumsatzsteigerung, die wir heute in allen Fällen für die Diagnose einer Basedowschen Erkrankung fordern, gilt als das wichtigste Symptom des Hyperthyreoidismus. Mit ihr geht bekanntlich eine gesteigerte, spezifisch dynamische Eiweißwirkung einher. Daß es beim Morbus Basedow zu Störungen im sympathischen Nervensystem (Protrusio bulbi, Adrenalinmydriasis, Moebiussymptom, Tachycardie, Temperatursteigerung, alimentäre Glykosurie und auch Stoffwechselstörungen), ferner zu parasympathischen (cardiovasculäre Störungen, Graefe, Tränenträufeln, Neigung zu Schweißen, Diarrhoe, Hyperacidität, Eosinophilie, Dyspnoe, Lidspaltenweite) kommt, ist allgemein bekannt und mit eine Ursache dafür, daß wir nicht von einer reinen Hyperfunktion, sondern von einer Dysfunktion der Schilddrüse beim Basedow sprechen. Daß endlich beim Basedow Zeichen von pluriglandulärer Störung vorkommen, ist eine weitere allgemeine Annahme: Thymus (Hyperfunktion), Geschlechtsdrüsen (Hypofunktion), Nebenniere (Pigmentanomalie), Pankreas (Hypofunktion).

Wie sehr der Nachweis der Steigerung des Grundumsatzes heute auch als Cardinalsymptom des Morbus Basedow gewertet wird, so müssen wir doch auch unserer Erfahrung nach die berechtigten Einschränkungen De Quervains[1]) und Arnoldis erwähnen, daß die Grundumsatz-

[1]) de Quervain E.: Einiges aus dem Gebiete des Grundumsatzes. Klin. Wochenschr., S. 1794. 1925.

steigerung der Schwere der Basedowschen Krankheit nicht parallel gehen muß. Hier wird die alte Erfahrung bestätigt, daß es auch fettleibige Basedowkranke gibt. — Neben den älteren Behandlungsformen des Basedow, neben kalorienreicher, roborierender Diät, Arsen, Chinin 3 mal 0,05 bis 0,2 täglich, für welche in neuerer Zeit speziell Wenckebach eingetreten ist, neben Höhenklima, beruhigenden Maßnahmen aller Art und dem Anti-Thyreoidin Moebius, bei welchem H. Schlesinger[1]), Grawiz[2]) während der Darreichung von Anti-Thyreoidin Moebius Grundumsatzsenkung beobachteten, die nach Aussetzen wieder anstieg, und das neuerdings von H. Schlesinger empfohlen wurde (dreitägig 3 mal 20 Tropfen täglich in Wein oder drei Tabletten nach dem Essen, drei Tage Pause, monatelang zu nehmen), gibt es eine Reihe neuer Gesichtspunkte, die in der Behandlung des Morbus Basedow vorgebracht und diskutiert wurden.

Zunächst wird mit Rücksicht auf die gesteigerte spezifisch-dynamische Wirkung des Eiweißes eine eiweißarme Kost unter Beibehaltung des Kalorienreichtums empfohlen und allgemein geübt. Ferner macht Balint den Vorschlag, tryptophanarme Kost zu geben. Tryptophan ist der Grundstoff des Thyreoidins. Balint ging von der Beobachtung aus, daß Basedow im Kriege selten geworden war, daher erinnert die von ihm vorgeschlagene Kost an die Kriegsernährung. Sie soll bestehen aus: Mais, Roggen, Kartoffeln, Gemüse, Früchten; zu meiden sind tryptophanreiche Nahrungsmittel: Fleisch, Milch, Eier, Käse, Weizen. Neben Pituitrin, das nach Pal dämpfend auf hyperthyreoidistische Erscheinungen wirkt, schlagen Adlersberg und Porges[3]) Gynergen als symptomatisches Mittel, nicht als Heilmittel bei Basedow vor. Es kommt zur Pulsverlangsamung und Herabsetzung des Grundumsatzes während der Darreichung. Äußerste Vorsicht in der Dosierung ist notwendig, da unter Gynergen nicht nur lästige Allgemeinsymptome, sondern auch schwere Gefäßspasmen, Verschwinden des Pulses an der Arteria radialis, auch Gangraen beobachtet wurde. Die perorale Darreichung scheint auch wirksam zu sein und ist ungefährlich. Subcutan $^1/_4$ cm^3 zweimal täglich, per os drei Tabletten a 1 mg Gynergen. Bei Allgemeinsymptomen und Verschwinden des Pulses ist die Therapie sofort auszusetzen. Viel diskutiert wurde in letzter Zeit die Behandlung des Morbus Basedow mit Jod, deren Anempfehlung von Neisser in kleinen Dosen (3 bis ansteigend 20 Tropfen einer $5^0/_0$igen JK-Lösung, dreimal täglich), von Amerikanern (Plummer, Boothby) in Form hoher Dosen, 0,1 bis 0,3 g Jod in Lugolscher Lösung, geschah. Die Struma basedowificata, das toxische Adenom, reagiert schlecht auf Jod; bei Basedow ist es von

---

[1]) Schlesinger H.: Therapie der Basedowschen Krankheit. Wien. klin. Wochenschr., S. 513. 1925.

[2]) Grawiz H.: Basedowsche Krankheit und Anti-Thyreoid. Klin. Wochenschr., S. 140. 1926.

[3]) Adlersberg und O. Porges: Über die Behandlung des Morbus Basedow mit Ergotamin (Gynergen), Klin. Wochenschr., S. 1489. 1925.

den genannten Autoren, wie eben erwähnt, empfohlen worden. Biedl und Redisch[1]) geben 15 Tropfen Lugolscher Lösung (mit Jodnatrium), gleich 70 mg Jod in Acht- bis Zwölftageperioden mit drei- bis fünftägiger Pause. Sie erzielten gute Erfolge. Demgegenüber ist jüngst von Friedrich v. Müller[2]) vor Jodtherapie, speziell bei alten Leuten mit Knotenkröpfen, gewarnt worden, da diese das Jod sehr schlecht vertragen; auch beim echten Basedow wird vor Joddarreichung gewarnt, und Wiesel[3]) weist ebenso wie Friedrich v. Müller darauf hin, daß sich die Struma basedowificata und der Basedow klinisch nicht voneinander unterscheiden lassen.

„Praktisch lassen sich die auf Jod eventuell gut reagierenden Fälle von solchen, für welche Jod direkt als lebensgefährlich bezeichnet werden muß, nicht sondern. Wir können nur Friedrich v. Müller beistimmen, welcher bei vorübergehendem Jodgebrauch eine kurz dauernde Besserung beobachten konnte, die sich vor allem in einer aufwallenden Euphorie äußerte, auf die aber kurze Zeit später eine wesentliche Exacerbation sämtlicher Krankheitssymptome folgte, mit Einschluß hochgradiger psychischer Erregbarkeit. Mit Recht sagt Friedrich v. Müller, daß man den Effekt der Jodbehandlung nicht nach der momentanen Besserung, sondern erst nach längerer Zeit zu beurteilen in der Lage ist.“ Jod wird daher in allen Quantitäten bei der Basedowschen Therapie abgelehnt.

Ein endgültiges Urteil läßt sich über die Jodtherapie gegenwärtig nur in dem Sinne fällen, daß — worauf Friedrich v. Müller hinweist — in den norddeutschen Ländern der Symptomentypus Basedow häufiger und reiner zur Beobachtung kommt als in Süddeutschland mit den Gegenden der Kropfendemie. Der süddeutsche Basedow dürfte der Struma basedowificata nahestehen und daher sehr jodempfindlich sein.

Interessant, aber auch noch der Nachprüfung harrend ist die Angabe von P. Liebesny, daß Jodkalium, gleichzeitig mit peroral verabreichter Thymus gegeben, den Stoffwechsel des Hyperthyreoidotikers herabsetzt, während Thymus allein wirkungslos ist, Jod ihn natürlich steigert.

Nach allgemeiner Erfahrung führt die Röntgentherapie des Basedow nicht selten zu guten Erfolgen.

Die Operationserfolge des Basedow sind sehr gute. Die Mortalitätsziffer, die wir einer Statistik Hildebrandts entnehmen, ist allerdings sehr beträchtlich: 666 Fälle eine 37%ige Mortalität.

---

[1]) Biedl A. und E. Redisch: Die Jodbehandlung der Hyperthyreoidosen. Med. Klinik, S. 1369. 1925.

[2]) v. Müller F.: Zur Therapie der Schilddrüse. Therapie der Gegenwart, S. 49 ff. 1925.

[3]) Wiesel E.: Über Zunahme der M. Basedow. Med. Klinik, S. 1417. 1925.

Die bisherige Therapie der Tetanie wurde durch das Studium der bei ihr stattfindenden Ionenverschiebungen neuerdings dadurch bereichert, daß neben Kalksalzen Lichttherapie und vor allem Säurezufuhr vorgeschlagen wird. Dies geschieht nach Freudenberg in Form von Salmiak, etwa 15 bis 30 g bei Erwachsenen, nach Porges und Adelsberg Mono-Ammonium-Phosphat, 12 bis 18 g pro die (beides in Oblaten oder Himbeersaft). Außer und neben dieser Therapie wird Lichttherapie empfohlen.

Fünfter Vortrag

Therapie der Stoffwechselkrankheiten

M. H.! Diabetes mellitus. Schon vor der Insulinära war eine Minderwertigkeit des Langerhansschen Inselapparates beim Pankreasdiabetes bekannt. Seine Unterfunktion wurde als Ursache desselben angesprochen. Die bis zur Entdeckung des Insulins geübte Behandlung war die diätetische. Ihre Aufgabe war die Beseitigung der Acidosis, die Besserung und Erleichterung des Kohlehydratstoffwechsels, die Schonung der Organe, die ihn beeinflussen, also die Entlastung des Inselapparates. Das Endziel der Behandlung war, durch Schonung des Kohlehydratstoffwechsels und der Organe, die seine Träger sind, die Stoffwechsellage im Organismus zu bessern, dadurch die Acidosis zu beseitigen, ferner zu einer größtmöglichen Verwertung der Kohlehydrate zu kommen und demnach die Toleranz zu heben. Unleugbar wurde durch derartige Diätkuren in ungezählten Fällen dieses Ziel erreicht. Es kam zu einer bedeutend besseren Verwertung der Kohlehydrate, die Stoffwechsellage des zu behandelnden Diabetikers besserte sich, es wurden starke Gewichtszunahmen festgestellt; ungünstige Symptome (Pruritus), Müdigkeit, Polyurie, Durst und Hunger etc. verschwanden. In vielen Fällen wurde auch ein mächtiger Anstieg der tolerierten Kohlehydratmenge erzielt. Heute, in der Zeit des Insulins, sind wir versucht, die Frage aufzuwerfen: Wie wurden denn diese Erfolge erzielt, was ist die pathogenetische Basis dieser oft nachhaltigen Erfolge der Diätbehandlung? Wir müssen bekennen, daß hier die pathogenetischen Zusammenhänge durchaus nicht auf der Hand liegen. Wenn wir von Schonung und Besserung des Kohlehydratstoffwechsels sprechen, so haben wir damit zunächst nichts erklärt. Es ist nur eine Umschreibung des therapeutischen Vorganges und seines Erfolges. Wenn wir jedoch von diätetischer Schonung und Entlastung des Inselapparates sprechen, so müssen wir die Erfolge der Insulintherapie, die durch Substitution des Hormons zweifellos eine Entlastung des Inselapparates bedeuten, mit den Erfolgen der Diättherapie vergleichen. Es ist nun nötig, zuerst auf diese letztere einzugehen.

Die Erfolge der Insulintherapie sind in vieler Hinsicht bedeutsamer als die der diätetischen Behandlung, in anderer Hinsicht, speziell als Schonungstherapie, ganz ähnlich denen der Diättherapie. Bedeutsamer sind die Erfolge beim Koma und bei schwerer Acidosis. Es ist ungemein imponierend, den im eingebrochenen Koma befindlichen Diabetiker durch Insulin wieder erwachen zu sehen. Das kann mit keinerlei Diätetik, durch Soda nur vorübergehend, bewirkt werden. Ebenso muß das rasche und restlose Verschwinden einer Acidosis, das in so kurzer Zeit vor sich geht, als ein Erfolg bezeichnet werden, der zumindestens müheloser als mit der Diättherapie (in diesem Falle in der Regel nur durch Hungertage) zu erzielen ist. Auch das rasche Heruntergehen des Zuckers in manchen Fällen, die sich zumindest gegen mäßige diätetische Behandlung torpid verhalten, ferner die Körpergewichtszunahme sind sehr in die Augen springend. Hingegen scheint die Toleranzerhöhung durch eine gelungene Diättherapie doch oft zumindest ebenso ausgiebig zu sein als die zuweilen mäßige Toleranzerhöhung, die wir mit der Insulintherapie erzielen.

Wissen wir nun, daß wir durch die Insulintherapie eine hormonale Substitution treiben, daß wir den Inselapparat in seiner Unterfunktion ersetzen, vielleicht auch schonen, so liegt es nahe, in der diätetischen Therapie eine ähnliche Beziehung zum Inselapparat zu suchen. Daß wir auch hier durch geringe Zufuhr von Kohlehydrat und ketonbildenden Substanzen den Inselapparat schonen, ist einzusehen. Warum es jedoch zu einer besseren Verwertung der Kohlehydrate kommt, das wissen wir ja auch, wie wir im vorhergehenden Kapitel gesehen haben, für den Fall der Insulintherapie nur ganz annähernd.

Der allgemeine Standpunkt ist heute der, daß die Wirkung der Insulinbehandlung allerdings eine mächtige, aber zunächst nur vorübergehende ist; am imposantesten ist das rasche Verschwinden der Ketosis, sehr beträchtlich auch das Heruntergehen des Zuckers. Die zu erzielende Toleranzsteigerung tritt erst langsam und in strenger Zusammenarbeit mit den Diätkuren auf.

Den Ausfall, der durch die Unterfunktion des Pankreas bedingt wird, können wir nicht völlig durch die Zufuhr von Insulin decken. Denn wir können keinen entsprechend gleichförmigen Strom von Insulin in den Organismus hineinsenden, noch viel weniger einen solchen, der in jedem Augenblick den Bedürfnissen des Organismus angepaßt ist. Wir geben das Insulin $^1/_4$ bis $^1/_2$ Stunde vor der Mahlzeit. Die Kohlehydrate der Nahrung werden jedoch später, langsamer oder rascher, im Einzelfalle und auch mit der Nahrung wechselnd resorbiert, und so kann es auch bei Einverleibung adäquater Dosen nicht vermieden werden, zuerst einen Hyper- darauf einen Hypoinsulinismus bei einer Injektion zu erzielen. Geht schon daraus hervor, daß wir neben der Insulintherapie eine ihr angepaßte Diättherapie treiben müssen, so ergibt sich das noch vielmehr aus dem praktischen Getriebe der Diabetesbehandlung. Man kann im allgemeinen (manche Kranke wünschen es) einen Patienten nicht jahraus jahrein ein bis zweimal täglich oder öfter injizieren. Aus materiellen Gründen kann man auch nicht immer genügend hohe Dosen geben, und so bleibt nichts übrig, als neben und mit der Insulintherapie

Diättherapie zu treiben. Letztere ist durch erstere keineswegs überflüssig geworden.

Es muß nun meine Aufgabe sein, hier vor Ihnen zu entwickeln, wie wir die Diättherapie mit der Insulintherapie vereinen, wie wir beide gleichzeitig nebeneinander oder auch hintereinander und unabhängig voneinander, in einem Falle nur Diättherapie, im anderen Falle die kombinierte Diät-Insulintherapie treiben. Die Aufgabe ist schwierig, weil ich mich im Rahmen dieser Vorträge nur auf die neuere Therapie in der Diätetik beschränken will, und weil anderseits die jeweiligen Anforderungen an die Diättherapie des Diabetikers recht komplizierte sind.

Welche Diätformen benützen wir heute noch in der Therapie des Diabetes? Sie beruhen hauptsächlich auf Noordens Vorschriften. Die Ernährung soll, wo kein Insulin gegeben wird, unterkalorisch sein, und zwar etwa $20^0/_0$ weniger als das wirkliche Kalorienbedürfnis beträgt. Die Eiweißernährung soll in diesen Fällen gleichfalls niedrig gehalten werden, und zwar etwa 1 bis $1^1/_2$ g Eiweiß pro Kilo Körpergewicht an jenen Tagen, wo das Eiweiß nicht besonders eingeschränkt werden soll. Wird jedoch Insulin gegeben, so werden sowohl Kalorien als auch Eiweiß in normaler Quantität zugeführt. Wir verwenden folgende Kostformeln:

Strenge Diät: Kohlehydratfreie Kost mit normalem Eiweißgehalt (Fleisch, Eier, Fisch, Käse), als Gebäck nur Luftbrot, eventuell etwas weniger Eiweiß als oben angegeben, und statt Fleisch das gewöhnlich besser tolerierte Fischeiweiß.

Gemüsetag: Eiweißarme, fleischfreie Kost: 4 bis 6 Eier, an strengen Tagen nur Eidotter, reichlich Gemüse, kein Kohlehydrat. Entweder fettarmer Gemüsetag (50 bis 60 g) oder fettreicher (200 g), nach Petren hauptsächlich Butter.

Kohlehydrattag: (Nach von Noorden) 200 g Haferflocken mit 100 bis 200 g Fett, je nach Schwere der Acidosis, oder Obsttage, welche noch eiweißärmer sind, oder Reistag.

Hungertag: Dieser wird heute wenig mehr verwendet. Es werden nur indifferente Speisen, etwas Alkohol verwendet.

Faltas Mehlfrüchtekost. Petren und Falta gehen in ihren Diätformen von der Anschauung aus, die sie vertreten, daß nicht die hohe Fettzufuhr als solche acidotisch wirkt, was bekanntlich bei schwerer Acidosis der Fall ist, sondern die gleichzeitige Darreichung großer Mengen von Eiweiß. Falta sucht durch Kohlehydratzulagen den Eiweißumsatz herabzusetzen. Porges und Adlersberg haben die ketonurische Bedeutung des Eiweißes bestritten, die des Fettes sehr betont. Bei Faltas Mehlfrüchtekost werden ausschließlich Pflanzeneiweiße mit stärkerer Kohlehydratzufuhr verwendet. Falta verordnet verschiedene Mehlfrüchte, die gemischt an mehreren Tagen verabreicht werden, vor und nach diesen Gemüsetagen. Als Mehlfrüchte gibt Falta 30 g Weizenmehl, 30 g getrocknete Linsen, 30 g Reis, 30 g Nudeln oder Makkaroni, 30 g

Mais, 100 g Kartoffeln, 40 g Semmeln, 50 g Schrotbrot, dazu 120 g Butter. Diese Mehlfrüchte führen Eiweiß und Pflanzen zu, meiden streng das tierische Eiweiß und bedeuten daher eine abwechslungsreiche, relativ eiweiß- und kohlehydrathältige Kostform.

Ganz kurz sei hier erwähnt, daß Anhydrozucker in Form von Karamel durch Grafe und in neuerer Zeit von Nonnenbruch[1]) empfohlen wurde. Saccharosan (25 bis 50 g pro die), das Nonnenbruch empfiehlt, bessert die Acidose, der Grundumsatz steigt an und der respiratorische Quotient, als Zeichen dafür, daß der genannte Zucker der Verbrennung beim Diabetiker zugeführt wird. Von Kahn (New York) wurde ein Fett, Intrarvin, hergestellt, das ausschließlich Fettsäuren mit ungerader Zahl von Kohlenstoffatomen enthält, während der Diabetiker nur aus den Fettsäuren mit gerader Zahl von Kohlenstoffatomen Ketonkörper bildet. Letztere sind in allen Speisefetten enthalten. Daher wurde das erstgenannte Fett zur Ernährung von acidotischen Diabetikern empfohlen.

Wie ordnen wir nun heute in der Insulinära unsere Diätbehandlung und wann setzen wir mit der Insulinbehandlung ein? Es ist natürlich nicht leicht, im Rahmen eines kurzen Vortrages hierüber viel zu berichten. Auch muß erwähnt werden, daß speziell von amerikanischer Seite sehr genaue Berechnungen, die in Tabellen niedergelegt wurden, über den ketogenen Wert der Kost angestellt wurden und die diätetische Behandlung unter Zugrundelegung dieser Zahlen behandelt wird. Viele Ärzte jedoch, zu denen auch wir uns rechnen, benützen empirisch die früheren Erfahrungen der Diätbehandlung und kombinieren sie gegebenenfalls mit ihr. Ich will hier noch einige Beispiele erwähnen:

Fall I. Leichter Fall. Einem uns unbekannten Diabetiker dürfen wir bekanntlich nicht sofort sämtliche Kohlehydrate entziehen. Das muß langsam geschehen, da sonst Acidose auftritt. Unsere Kost ist bei der Spitalsaufnahme: strenge, normal-eiweißhältige Kost und 3 mal 25 g Weißbrot. In den nächsten Tagen entziehen wir die Kohlehydrate langsam, bis der Patient schließlich eiweißhältige Kost allein erhält. Nehmen wir nun an, daß der Patient hiedurch noch nicht zuckerfrei wurde; gewöhnlich tritt auch durch den Entzug der Kohlehydrate eine leichte Acidose auf, um die wir uns nicht kümmern, da diese leichte Acidosis ja jener entspricht, die auch der normale Mensch unter Umständen bekommt, wenn ihm die Kohlehydrate entzogen werden. Unbekümmert um diese leichte Acidosis gehen wir in der Entzuckerung weiter und müssen dem Patienten das Eiweiß entziehen, ihm den Gemüse-Eiertag mit normalem Fettgehalt verschreiben. Bei leichteren Fällen erreichen wir auf diese Weise durch Einschaltung eiweißärmerer Perioden Zuckerfreiheit und kehren langsam zur normalen, strengen Diät zurück. Nach einiger Zeit beginnen wir, wenn die Zuckerfreiheit andauert, mit ansteigenden Kohlehydratzulagen, wobei wir schließlich den Patienten

[1]) Nonnenbruch W.: Über die Wirkung des Anhydrozuckers beim Normalen und Diabetiker. Verhandl. der Gesellschaft f. Verdauungs- u. Stoffwechselkrankh. Wien. 1925.

bei einer Dauerkost belassen, die der Hälfte der tolerierten Kohlehydrate entspricht[1]).

Fall II. Mittelschwerer Fall. Der Beginn der Kur ist derselbe wie bei Fall I. Statt geringer Acidosis treten, jedoch nur nach Kohlehydratentzug, mittlere Acidosiswerte auf. Nun setzen wir entweder mit der Insulinbehandlung ein, oder es wird der Versuch mit ein, zwei Gemüsetagen gemacht, denen zwei bis drei Kohlehydrattage folgen (Reis-, Obsttage), dann wieder ein bis zwei Gemüsetage und Rückkehr zur strengen Diät. Falls durch diese Behandlung die Kohlehydratlage nicht wesentlich gebessert worden ist und die Acidosis nicht bedeutend zurückgegangen ist, dann müssen wir unbedingt mit der Insulinkur einsetzen. Die Menge des Insulins folgt aus obiger Berechnung (S. 47), oder man geht tastend vor: 5 bis 10 bis 15 bis 20 oder mehr Einheiten zwei- oder dreimal täglich. Man untersucht nach den Insulin-Injektionen entweder den Blutzucker, der höchstens bis zur Norm sinken darf, oder — wie oben erwähnt wurde — portionenweise den Harn, der gleichfalls nur bis zur Nähe der Zuckerfreiheit herabgedrückt werden darf[2]). Die Acidosis verschwindet bald nach Insulin. Bei allen Diät- und Insulinkuren haben wir auf Gewichtszunahme zu achten, die anstrebenswert ist. Dabei müssen wir uns vor Täuschung durch Oedeme hüten. Tritt nach Haferbehandlung, durch Sodadarreichung oder durch Insulin Oedem auf, so müssen wir das Kochsalz einschränken. Unmittelbar nach Insulindarreichung werden im allgemeinen geringe Mengen Kohlehydrate gestattet. Die darzureichende Menge Kohlehydrat muß stets in einem Verhältnis zur dargereichten Insulinmenge stehen, wie wir im allgemeinen auch bei langer Darreichung von Insulin die Diät der alten, oben angeführten Schemen verwenden, wie strenge Diät, Gemüsetag, und im Einzelfalle diese der Insulintherapie anpassen. — Der Insulinabbau muß langsam geschehen.

Fall III. Schwerer Fall. Hier bestehen von Haus aus sehr hohe Acidosiswerte, infolgedessen muß die Insulinbehandlung sofort einsetzen. Die Dosen läßt man rasch ansteigen und geht im Bedarfsfalle zu den höchsten Dosen, 100 bis 150 Einheiten, unter gleichzeitiger Darreichung von Kohlehydraten über.

Die Diät wird hier bei ganz schweren Fällen ähnlich sein wie bei Fall II, doch werden im allgemeinen im praekomatösen oder komatösen Stadium mehr Kohlehydrate, eventuell direkt Zucker oder sonstige leicht verdauliche Kohlehydrate zugeführt.

Bestehen Komplikationen, wie Allgemeininfektion, Abszeß, Phlegmone, Gangraen, fortschreitende Retinitis, oder aber im Falle, daß eine Operation vorgenommen werden muß, dann geben wir sofort Insulin.

---

[1]) v. Noorden (Hausärztliche und Insulinbehandlung der Zuckerkrankheit, Berlin: Julius Springer. 1925) tritt neuerdings dafür ein, jeden Diabetiker, der bei normaler Kalorien- und Eiweißzufuhr 100 g Kohlehydrate nicht toleriert, mit Insulin zu behandeln.

[2]) Bei Hypertonikern muß stets der Blutzucker kontrolliert werden, da die Harnzuckerausscheidung hier gehemmt ist.

Gefahren und Indikationen des Insulins wurden oben besprochen. Da und dort wurden insulinrefraktäre Fälle beobachtet. Abgesehen von renalem Diabetes sind es solche Fälle, die als extrainsulinär aufgefaßt werden müssen, meist pluriglanduläre Insuffizienzien mit geringer Beteiligung des Inselapparates (Falta, Umber und Rosenberg)[1]).

Auch unspezifische therapeutische Eingriffe wurden von Funk in Form percutaner Eiweißapplikation und neuerdings von Gustav Singer empfohlen, der durch Caseosan und Yatren-Casein gute Erfolge erzielte, die neuerdings von G. Singer an großem Material mitgeteilt, von Noorden und auch speziell von Falta bestritten worden sind. Auch Eigenblutinjektionen (Külbs)[2]) und Schwermetalle[3]) wurden zur Behandlung des Diabetes empfohlen. Singer[4]) gibt an, daß hauptsächlich der Altersdiabetes gut auf die von ihm vorgeschlagene Therapie reagierte, und daß insbesondere Gangraen gut beeinflußt wurde. Auf diesem Gebiete müssen Nachprüfungen abgewartet werden.

2. Fettsucht. In der Pathogenese der Fettsucht haben sich einige neue Gesichtspunkte ergeben, die hier schlagwortartig erwähnt werden sollen. Kurz erwähne ich, daß bei der endogenen Fettsucht neben den schon früher als Regulatoren des Fettstoffwechsels genannten innersekretorischen Organen Hypophyse, Thyreoidea, Geschlechtsdrüsen, auch das Pankreas- und das Adrenalinsystem als Hormonalfaktoren der Fettsucht angesprochen werden. Ebenso die Epiphyse. Endlich wissen wir, daß es eine cerebrale Fettsucht gibt, die seit Erdheims Untersuchungen eine Rolle bei der Fettsucht bestimmter Hypophysen-Tumoren und ferner bei der Fettsucht postencephalitischer Zustände spielt.

Es wurde ferner vielfach betont, daß der Grundumsatz bei der Fettsucht nur selten erniedrigt ist, daß ferner eine abnorme Fettverteilung im Sinne der Dercumschen Krankheit relativ häufiger ist; obwohl letztere vielleicht auch endokrin bedingt ist, so ist der Gedanke doch naheliegend, daß das Gewebe des Fettsüchtigen an sich eine besondere Affinität zum Fett, eine Lipophilie, hat (von Bergmann). Diese spezielle Affinität zur Fettstapelung wurde auch zur Wasserstapelung, man denke an das Myxoedem, in eine Beziehung gebracht, die mehr als eine Parallelität sein dürfte.

In der hormonalen Beeinflussung der Fettsucht, soweit diese als Therapie in Betracht kommt, sind wir in letzter Zeit nicht viel weiter gekommen. Bei allen Fällen der Fettsüchtigen geben wir Thyroidea,

---

[1]) Umber W. und E. Rosenberg: Insulinrefraktärer Diabetes. Klin. Wochenschr., S. 583. 1925.

[2]) Külbs: Diabetes und Eigenblutbehandlung. Klin. Wochenschr., S. 1725. 1926.

[3]) Schilling und Arnold: Die Beeinflussung der Diabetes durch Schwermetalle. Ebenda, S. 1818. 1925.

[4]) Singer G.: Die Reizkörpertherapie des Diabetes melitus. Wien. klin. Wochenschr., S. 26. 1926.

in jüngster Zeit auch subcutan. Eine Kontraindikation ist nur bei Bestehen von Tachycardie, Herzschwäche oder Glykosurie, eventuell starken Schweißen zu sehen. Andere innersekretorische Maßnahmen (Keimdrüsenpräparate) erwiesen sich nicht als wirksam, sofern sie keine Schilddrüse enthalten. Über die Jodtherapie haben wir im vorhergehenden Abschnitt gesprochen. Daß sie leicht zu Hyperthyreoidismus führt, darf niemals vergessen werden, wenn auch fette Leute im allgemeinen Jod besser vertragen als magere.

Neue Fragen in der Behandlung der Fettsucht wurden in der Richtung des Wasserwechsels aufgeworfen. Schon Isaak hat angeregt, die Wasser- und Salzaufnahme zu beschränken. Eppinger und Kisch[1]) raten nicht nur dies, sondern unterstützen die Entfettung geeigneter Fälle, d. h. solcher, die offenbar eine Störung im Wasserwechsel haben, durch Novasurolinjektionen. Novasurolinjektionen sind zumeist einleitend von Erfolg bei der Fettsucht, ähnlich wie dies Noorden durchzuführen empfohlen hat. Die Patienten, soferne es sich nicht um besondere Fälle mit Wasserretention handelt, auf die speziell Eppinger und Kisch hingewiesen haben, verlieren bei den ersten Novasurolinjektionen 2 bis 3 kg an Wasser, was aus psychischen Gründen gut auf die Patienten einwirkt. — Von anderer Seite her suchte R. Schmidt die Fettsucht zu behandeln. Er dachte an die oxydationssteigernde bzw. leistungssteigernde Wirkung der unspezifischen Therapie und gab Milchinjektionen bzw. Hypertherman (eine Kombination von Milch mit Vaccine) unter gleichzeitiger Darreichung von Schilddrüsenpräparaten. Ausgedehnte Nachprüfungen dieser Therapie sind bisher nicht erschienen.

In der Diättherapie haben sich nur insoferne neue Gesichtspunkte ergeben, als — wie erwähnt — die Zufuhr von Wasser und Salz, ähnlich wie dies Oertel für das Wasser früher empfohlen hat, heute im allgemeinen bei Fettsüchtigen mehr eingeschränkt wird. Sehr beliebt ist die Einschaltung einzelner Schonungstage geworden, z. B. Milchtage.

3. Avitaminosen. Die Lehre von den Avitaminosen ist experimentell im letzten Dezennium stark ausgebaut worden. Auch Kriegserfahrungen haben viel zur Aufklärung dieser Zustände beigetragen, da hier neben der unterkalorischen, auch die Ernährung sich geltend machte, bei der einzelne Vitamine fehlten. Ganz kurz sei hier erwähnt, daß es sich bekanntermaßen um drei Vitamine handelt, deren Vorkommen in der Nahrung von ausschlaggebender Bedeutung ist. Vitamin A wirkt antirachitisch, Vitamin B antineuritisch und C antiskorbutisch. Vitamin A ist ein Lipoid, und sein Ausfall führt zur Rachitis, Xerophtalmie, Keratomalacie, Osteoporose etc. Vitamin B-Mangel führt zu Beri-Beri, Vitamin C zu Skorbut. Ein Mangel an Vitamin, speziell an Vitamin B in der Nahrung, stört aus bisher unklaren Ursachen rasch die normale

[1]) Eppinger H. und E. Kisch: Entfettung — Entwässerung. Wien. klin. Wochenschr., S. 299. 1925.

Funktion des Darmes. Die Vitamine sollen nach neueren Untersuchungen (Brinkmann und P. György) die Darmwand befähigen, Nährstoffe von hochmolekularem und kolloidalem Zustande durchtreten zu lassen. Wir führen das Vitamin A im Lebertran zu, Vitamin B in Hefe, Vitamin C in Zitronen, Orangen, Gemüse etc.

In neuerer Zeit wurde auch darauf hingewiesen, daß vitaminarme Nahrung nach Bestrahlung vitaminreich wird. Die rachitisverhütenden Eigenschaften, die der Lebertran von Natur aus besitzt, sind durch Bestrahlung von Nahrungsmitteln mit einer ultravioletten Lichtquelle ersetzbar: Bestrahlte Gemüse, Milch etc. steigern hiedurch ihren Vitamingehalt. Nach Moro riecht eine derartig betrahlte Milch nach Lebertran. Er nennt dies „Jekorisation". Der Anteil der Nahrung, dessen Veränderung hier hauptsächlich in Betracht kommt, ist das Cholestearin (P. György)[1]). Da Ausfallserkrankungen, die mit Epithelkörperchenschädigung einhergehen, gleichfalls durch Bestrahlung gebessert werden, hat man hier Schlüsse auf die Beziehungen der Vitamine zum Licht gezogen.

4. Gicht. Über diese Krankheit wollen wir uns hier kurz fassen. Ihr Wesen ist klinisch besser bekannt als pathogenetisch. Aus der Klinik wollen wir hier nur das eine für die Therapie wichtige Moment herausgreifen, die mangelhafte Ausscheidung der Harnsäure im Urin, die Retention von Harnsäure während des Anfalls. Belasten wir den auf purinfreie Kost gesetzten Kranken mit viel Purinkörpern, so kommt es bekanntlich beim Gichtiker zu einer verschleppten Ausscheidung, zu einer Retention der Purine. Dieser entsprechend und dieser angemessen geben wir dem Patienten eine purinfreie Diät mit Zulage von Purin, die er auszuscheiden imstande ist.

Medikamentös müssen wir für reichliche Purinausscheidung sorgen. Dem Atophan kommt diese Wirkung zu. Es wirkt auf die Nieren harnsäureeliminierend. Große Harnsäuremengen können dabei in der Niere ausfallen. Daher müssen wir gleichzeitig Soda geben. Dem Atophan kommt gleichfalls eine entzündungshemmende Wirkung zu, daher fällt diesem Medikament bei der Gicht eine doppelte Wirkung zu, Harnsäureausfuhr und Entzündungshemmung. Die Wirkung harnsäurelösender Wässer (Baden-Baden, Elster, Lithium- u. a. Alkali-, namentlich kalihältige Wasser), ebenso wie die anderer harnsäurelösender Substanzen dürfte nicht auf ihr harnsäurelösendes Vermögen zurückzuführen sein, wenn sie in vitro auch ein solches besitzen. Wahrscheinlich handelt es sich um Ausfuhr von Natriumsalzen, welche, im Organismus zurückgehalten, die Löslichkeit von Natriumurat noch zurückdrängen. Daher werden — wie oben erwähnt — kalihältige Wasser, welche eine Ausfuhr von Na-Salzen bedingen, bevorzugt. Auch kommt bei diesen Wässern eine antiphlogistische Wirkung in Betracht.

---

[1]) György P.: Therapeutische Versuche mit bestrahlter Milch bei der Rachitis. Klin. Wochenschr. Nr. 23, S. 1118. 1925.

Sechster Vortrag

Über Wassersucht und ihre Behandlung

M. H.! Wir haben in der Schule gelernt, daß das Symptom der Wassersucht hauptsächlich in drei Formen auftritt: als cardialnephritisches, als anaemisches und als kachektisches Oedem. Diesen drei seit langem bekannten Oedemformen haben sich in den letzten Jahren eine Reihe anderer zugesellt, weswegen ich hier eine kurze Übersicht aller jener Zustände gebe, die zur Wassersucht[1]) führen können:

Bei dem cardialen Typus unterscheiden wir den durch Insuffizienz des rechten Herzens bzw. schon durch Insuffizienz des linken Vorhofs bedingten Typus, der mit Stauungslunge, Stauungsleber, Stauungsniere, Höhlenhydrops und Anasarka einhergeht, von dem pericardial bedingten Oedem, das bei pericarditischem Erguß zur Stauung in der Vena cava superior (Gesichtsschwellung), in der Vena hepatica (Leberschwellung), der Vena cava inf. (Schwellung der Beine) führen kann. Auch Beengungen im Mediastinum können bekanntlich durch Kompression der Vene unter Umständen zu Gesichtsoedem, Oedem der Arme etc. führen. Eine spezielle Stellung nimmt bekanntlich der tricuspidale Stauungstypus ein, bei dem neben der Leberschwellung und dem Ascites die Oedeme an den Beinen ganz in den Hintergrund treten. Der nephritische Oedemtypus ist, wenigstens was den äußeren Aspekt anlangt, gewahrt geblieben. Zu erwähnen wäre, daß gerade bei der akuten Nephritis Höhlenhydrops sehr häufig auftritt. Wir müssen ferner im Sinne der Volhardschen Einteilung das stärkere Oedem als Ausdruck der Nephrose, der tubulären Degeneration auffassen, während die Glomerulonephritis von Haus aus schwächere Oedeme hat. Nach den bei Nierenerkrankungen vorkommenden Oedemen möchte ich eine Reihe von Leberzuständen nennen, die mit Wassersucht einhergehen. Bekannt ist der Ascites der Lebercirrhose, ferner der Ascites bei luetischer Hepatitis, den wir oft antreffen. Wir sind gewohnt, beide auf Pfortaderstauung zurückzuführen. Auch bei akuter bzw. subakuter gelber Leberatrophie wird Ascites gefunden, der in seiner Genese bis jetzt völlig ungeklärt ist, da hier eine Stauung im Bereiche der Pfortader völlig wegfällt. Ikterus catarrhalis geht häufig mit Oligurie und gestörter Wasserausscheidung einher, wie wir im Volhardschen Wasserversuch nachweisen können (Mautner, Adler, Landau und v. Papp, Pollitzer und Stolz). Bei Besserung des Ikterus catarrhalis kommt häufig eine Polyurie zustande.

Der Anteil der Leber an Störungen im Wasserhaushalt ist hier rein klinisch feststellbar und ist auch im Tierexperiment wiederholt erwiesen worden (Tigerstedt, Mautner, Pick, Saxl und

[1]) Dieser Vortrag ist in ähnlicher Fassung in der Sammlung „Aus den Fortbildungskursen der Wiener Medizinischen Fakultät", Heft 24, Julius Springer. Wien 1925, erschienen und wird, vielfach geändert, hier wiedergegeben.

Donath)[1]. Die Frage, welche Gewebsanteile der Leber, als ein so wichtiger Faktor im Wasserhaushalt, zur Geltung kommen, ist verschiedentlich beantwortet worden. Während Pick und Mautner eine Sperre in den abführenden Lebervenen als Regulationsmechanismus für den Wasserhaushalt annehmen, Pick und Wagner diesen Vorgang durch ein auf die Niere wirkendes Leberhormon ergänzen wollten, nehmen Saxl und F. Donath als Hauptregulationsort das reticulo-endotheliale System an, Eppinger[2]) und O. Klein und E. Lang[3]) hingegen verlegen in die Parenchymzellen der Leber die Zentrale des Wasserwechsels in der Leber. Zwischen dem reticulo-endothelialen System und dem Parenchym der Leber bestehen natürlich rege Wechselbeziehungen: wissen wir doch nach von Speicherungsvorgängen z. B. mit kolloidalem Silber, daß zuerst die reticulo-endothelialen Zellen gespeichert werden, dann aber die Parenchymzellen. Erstere sind die Vorposten der letzteren.

Die Gruppe des anaemisch-kachektischen Oedems können wir nach unseren heutigen Erfahrungen in einige Untergruppen scheiden: Die Oedeme der echten Anaemie, wie wir sie bei der Anaemia Perniciosa auftreten sehen, die kachektischen Oedeme bei chronischer Tuberkulose und anderen konsumptiven Prozessen und der Eiweißunterernährung, die häufig mit Polyurie einhergeht, und die wir in Form des Kriegs- oder Hungeroedems häufig gesehen haben. Polyurie und Oedeme schließen einander nicht aus. Das wissen wir von dem Auftreten der Oedeme bei chronischer Nephritis, Nephrosklerose, Anaemien, Kriegsoedemen usw. Das Oedem der Diabetiker, das bei Übergang von kohlehydratarmer zu kohlehydratreicher Kost auftritt, und das uns speziell in der Form des Haferoedems häufig entgegentritt; hieher gehören wohl auch die durch andere Stoffwechselstörungen bedingten Oedeme der schweracidotischen Diabetiker und die Sodaoedeme bei der gleichen Erkrankung. Hingegen führen die während der Insulinbehandlung auftretenden Oedeme zu einer anderen Gruppe, die ich gleich besprechen will: den innersekretorisch bedingten Oedemen. Nach neueren Untersuchungen (Klein) greift das innere Sekret des Pankreas, das Insulin, ähnlich wie das Pituitrin im Sinne einer gehemmten Wasserausscheidung in den Wasserhaushalt ein. Schon nach früheren Beobachtungen (Falta), speziell nach den neuen Untersuchungen von O. Klein[4]), bestehen innige Beziehungen zwischen Kohlehydratstoffwechsel und Wasserhaushalt: Glykogenanreicherung in der Leber scheint zur Wasserretention, ihr Fehlen zum Gegenteil zu führen

[1]) Saxl P. und F. Donath: Wasserhaushalt und reticulo-endotheliales System. Klin. Wochenschr., S. 1399. 1924.

[2]) Eppinger: Zur Klinik der Lebercirrhose. Verhandl. der Gesellschaft f. Verdauungs- und Stoffwechselkrankh. Wien. 1925.

[3]) Klein O. und E. Lang: Über die Beeinflussung der alimentären Hyperglycämie durch Wasserbelastung. Münch. med. Wochenschr., S. 187. 1926.

[4]) Klein O.: l. c.

(O. Klein und E. Lang). Der Angriffspunkt beider ist nicht in der Niere, sondern in den Geweben gelegen; aber oedemerzeugend wirkt nur die Einverleibung von Insulin, nicht die des Pituitrins. Gleichfalls oedembegünstigend wirkt der Hypothyreoidismus: Tiere, bei welchen die Schilddrüse experimentell entfernt wurde, bekommen bei starker Wasserzufuhr Oedeme. Das Thyreoidin wirkt wassertreibend. Eppinger wies darauf hin, daß für ein mit Hypothyreoidismus einhergehendes Oedem die stärkere Anasarkabildung im Unterhautzellgewebe im Gegensatz zu der schwachen Hydropsbildung in den Höhlen charakteristisch ist. Dies sehen wir in auffälliger Weise bei der sogenannten „Myodegeneratio cordis". Bei dieser Krankheit finden wir häufig ein sehr starkes Oedem der Bauchdecken bei fehlendem Ascites. In der Praxis werden hier häufig vergebliche Bauchpunktionen aus begreiflichen Gründen vorgenommen. Auch die Funktion der weiblichen Sexualdrüsen dürfte zum Wasserhaushalt in Beziehung stehen. Die Oedembereitschaft der Gravidität ist bekannt: von Zangemeister wurde sie in Beziehung zur Eklampsie der Schwangeren gebracht; ebenso sind Störungen in der Wasserausscheidung vor den Menses beobachtet worden. Daß sie auch während der Menses im Volhardschen Wasserversuch nachweisbar sind, ist jüngst von Heilig gezeigt worden.

Ich habe Ihnen hier in aller Kürze die am häufigsten vorkommenden Oedemformen rekapituliert. Das Symptom der manifesten Wassersucht tritt demnach auf bei Grundleiden, die das Herz, die Niere, die blutbildenden, die innersekretorischen und die den Stoffwechsel betreibenden Organe betreffen; Lebererkrankungen und ebenso innersekretorische Störungen führen gleichfalls zu Störungen im Wasserhaushalt, die sich aber, zum Teil wenigstens, als latente Wassersucht, eventuell nur als Hydraemie und Ascites nachweisen lassen. Wir wollen nun der Frage nachgehen: Sind diese Oedeme genetisch einheitlicher Natur oder sind sie verschiedentlich aufzufassen? Diese Frage führt uns zu jener der Oedementstehung überhaupt, und bevor wir auf diese eingehen, müssen wir in knappen Zügen die Regulation des normalen Wasserhaushaltes schildern:

Die Frage, was reguliert den Wasserhaushalt? muß folgendermaßen beantwortet werden: Der Organismus hat das Bestreben, seinen Wasserbestand zu erhalten. Seine Ergänzung erfolgt durch Flüssigkeitsaufnahme und zum geringen Teile auch aus dem zu Wasser oxydierten Nahrungsbestandteilen (Nobel). Die Ausfuhr erfolgt durch die Niere, die Lunge, die Haut und den Darm. Unter den Bedingungen der Ruhe hat die Niere den Löwenanteil an der Wasserausscheidung. Aber jede Arbeit, Schweiße, Fieber, jede erfolgreiche diuretische Maßnahme — auch der Volhardsche Wasserversuch ist eine solche — erhöht in oft nicht leicht zu fassender Weise die Wasserabgabe durch die Lunge und die Haut, welche wir auch als Perspiratio insensibilis zu bezeichnen pflegen (Saxl und Heilig, Roth, Hecht). Was regelt nun die Wasserausscheidung speziell durch die Niere? Die Beantwortung dieser Frage muß mit der Feststellung beginnen, was mit dem Wasser zunächst geschieht, das dem Organismus einverleibt wird. Das getrunkene und ebenso das injizierte Wasser läuft keineswegs sofort zur Niere hin. Es wird in den Geweben, in der Leber, der Lunge, der Milz, der Niere, dem Unterhautzellgewebe zunächst deponiert und dann erst ausgeschieden. Das Hauptausscheidungsorgan ist natürlich die Niere. Wieso weiß nun die Niere, was sie auszuscheiden hat? Nochmals erhebt sich die präzise Frage: Was ist der Regulator der Nierentätigkeit?

Früher nahm man an, daß die Blutzusammensetzung der Regulator der Nierentätigkeit bzw. auch der Wasserausscheidung sei. Heute wird diese frühere Lehre fast vollständig abgelehnt. Natürlich muß durch das Blut ein entsprechendes Angebot von harnfähigen Substanzen und so auch von Wasser an die Niere geleistet werden. Aber der Gehalt des Blutes an Wasser und anderen harnfähigen Substanzen ist nicht der Regulator für ihre Ausscheidung (Schwarz und Pulay, Veil, Lichtwitz)[1]). Während man früher meinte, eine Hydraemie des Blutes müsse zur Wasserausscheidung, eine Anhydraemie zur Wasserretention führen, sind wir heute von diesem Standpunkt abgekommen. Selbst das Trinken größter Wassermengen führt nicht zu nennenswerter Hydraemie, trotz eintretender hochgradiger Diurese. Bei der cardialen Oligurie wird in der Regel Anhydraemie, bei der nephritischen Oligurie wird neben Anhydraemie Hydraemie beobachtet. Volhard hat speziell darauf hingewiesen, daß Hydraemie bei bestehender Oligurie ein Zeichen von Niereninsuffizienz ist. Doch scheint uns das speziell nach den Untersuchungen von Molitor und E. P. Pick über die Hydraemie bei den Pituitrinversuchen nicht ganz sichergestellt zu sein.

Der Diabetes insipidus mit seiner ungeheuren Polyurie hat in der Regel keine Hydraemie. Bei der Oligurie nach Pituitrin fand Pick bei entsprechender Wasserzufuhr Hydraemie. Bei den Diureticis geht die Hydraemie keineswegs der Diurese parallel. Wir lehnen daher heute den Standpunkt ab, daß die Hydraemie, der Wasserüberschuß im Blute, der Regulator der Wasserausscheidung durch die Niere sei, und sind der Meinung, daß die Wasserlage der Gewebe, eine intakte Nierentätigkeit vorausgesetzt, der Regulator der Ausscheidung des Wassers ist. Als Gewebe kommen hier dieselben in Betracht, die ich oben erwähnt habe, nämlich die Gewebedepots für das Wasser. Es verdient besonderes Interesse, daß die Leber, die Lunge, die Milz, das Unterhautzellgewebe als Depots nicht nur für das Wasser, sondern auch für andere Substanzen, die in den Organismus gebracht werden (Stoffwechsel- und Fremdsubstanzen), dienen, daß sie dem großen Abfangapparat angehören, den Aschoff als das reticulo-endotheliale System bezeichnet. Auf dieses Moment haben Saxl und F. Donath in neueren Untersuchungen speziell hingewiesen. Diese Depotsgewebe mit ihren Zellen, Blut- und Lymphkapillaren beherrschen den Wasserhaushalt,

---

[1]) Lichtwitz, Praxis der Nierenkrankheiten. Berlin: Julius Springer. 1925.

sie regulieren die Wasserausscheidung durch die Niere; Volhard hat sie als Träger der „extrarenalen" Faktoren, die die Nierentätigkeit ausschlaggebend beeinflussen, als Vorniere bezeichnet; hiebei muß besonders hervorgehoben werden, daß Volhard den mannigfaltigen Ausdruck dieser extrarenalen Funktion der Vorniere sehr eingehend gewürdigt hat: die Bedeutung der Gefäßversorgung, der Kapillaren, den Zustand der Zellen und der interzellulären Gewebslücken, der Lymphwege usw.

Beherrscht nun der Zustand der Vorniere speziell ihre Wasserlage, die Ausscheidung des Wassers durch die Niere, so erhebt sich die Frage, wieso wird die Niere von der Wasserlage der Gewebe unterrichtet? Was vermittelt die Verständigung zwischen Vorniere und Niere?

Daß die Blutzusammensetzung nicht der Regulator der Nierentätigkeit ist, geht aus dem Gesagten hervor. Daß das Nervensystem nicht die Verständigung zwischen Geweben und Nieren besorgt, wissen wir aus Experimenten an der entnervten Niere, die zeigen, daß die nervenlose Niere nicht viel weniger prompt arbeitet als die nervenversorgte Niere. Hormonale Vermittlung wurde speziell zwischen Leber und Niere von Pick und Wagner vermutet, ist jedoch bisher für die Bedeutung der Wasserausscheidung nicht sichergestellt. Es bleibt daher nichts anderes übrig, als einem Gedankengang von Asher, Waldstein, Öhme, Pick folgend anzunehmen, daß die Niere selbst eine Gewebefunktion hat, daß sie aus der Wasserlage des eigenen Gewebes weiß, soundsoviel Wasser hat sie auszuscheiden. Die Niere ist durch ihre eigene Gewebefunktion Vorniere und Niere zugleich.

Zu der gleichen Anschauung gelangte Alexander v. Korányi[1]) in seinem ausgezeichneten Referat über „Die Pathogenese der nephrotischen Wasserretention".

Ist es nun nach unserer heutigen Anschauung der Wassergehalt der Gewebe und speziell der Depotgewebe, welcher die Nierenfunktion beherrscht, so erhebt sich nun die Frage, was beherrscht diesen Wassergehalt der Gewebe? Der Zustand der Gefäße, der in ihnen herrschende arterielle und venöse Druck, der osmotische Druck, vielleicht auch der Quellungszustand des Bluteiweißes wie der Gewebe, wobei möglicherweise auch die qualitative Zusammensetzung der Salze und Eiweißkörper in den Geweben mitspielen könnte, worauf Falta[2]), ausgehend von Untersuchungen von Kollert und Starlinger und von Rusznyak, jüngst hingewiesen hat; hiezu kommen die uns weniger bekannten Vorgänge der Lymphbildung und des Lymphabflusses. Auch der Gewebsspannung wird eine, wenn auch nicht sichere Rolle zugewiesen (Landerer); und

[1]) Koranyi: Die Pathogenese der nephrotischen Wassersucht. Wien: M. Perles, 1925.

[2]) Falta: Neue Probleme des Wasserstoffwechsels. Wien. klin. Wochenschr., S. 205. 1926.

einzelne oder alle diese Faktoren stehen unter dem erwähnten Einfluß der oben angeführten innersekretorischen Organe.

Beherrscht nun die Wasserlage der Gewebe ihre Vornierenfunktion und steuert diese die Wasserausscheidung durch die Niere, so erhebt sich nun die Frage: Wieso kommt es zur Oedembildung? Eines ist feststehend; daß nicht die Niereninsuffizienz zur Oedembildung führt; das wissen wir von der reflektorischen Anurie, wie auch von der experimentellen, beiderseitigen Nierenexstirpation. Dem Einwand, es sei in den beiden letztgenannten Fällen die Zeit zu kurz, daß Oedeme entstehen könnten, kann man durch die allgemein bekannte Tatsache begegnen, daß eine wenige Stunden bestehende Nephritis mit deutlichem Oedem einhergehen kann. Es führt demnach nicht der Ausfall der Nierenfunktion zum Oedem, sondern das Oedem ist eine Wasseransammlung in den Gewebslücken bestimmter Organe, die unabhängig von der Niereninsuffizienz auftritt und die durch Störungen bedingt wird, die die Gewebe selbst treffen und speziell jene Gewebe, die als Depotgewebe funktionieren, unter denen die Haut eine ganz besonders hervorragende Rolle spielt. Welches sind nun diese Störungen, die auf diese Gewebe, die auf die Vorniere einwirken?

Weder anatomisch noch funktionell, weder klinisch noch experimentell haben sich diese Schädlichkeiten auf die Gewebe, welche zur Oedembildung führen, zur Gänze erfassen lassen. Ohne hier das ganze Gebiet und die ganze Frage der Oedementstehung aufrollen zu wollen, müssen wir im Hinblick auf unser praktisch-therapeutisches Vorgehen der einen für dieses so wichtigen Hauptfrage nachgehen: Sind die Oedeme pathogenetisch einheitlicher Natur?

Zirkulationsstörungen im Sinne venöser Stauung dürften allein kaum zu Oedem führen. So hat neuerdings Dietrich die Jugularvene bei zahlreichen Kaninchen unterbunden: trotz dauernd sichtbarer Schwellung der Vene kam es zu keinem Oedem. Auch bei den cardialen Oedemen haben wir die Überzeugung, daß die Stauung allein nicht die Oedeme macht. Es ist nicht das rein mechanische Moment, das hier zum Wasseraustritt ins Gewebe führt. Hierauf hat schon Volhard hingewiesen. Es gibt Oedeme bei Herzkranken, die nach vollkommener Dekompensation des Herzens mehr oder minder bestehen bleiben, und anderseits kennen wir Diuretica — ich nenne hier unser mächtigstes Diureticum, das Novasurol —, dem keine Wirkung auf das Herz und unseres Wissens auch nicht auf die Gefäße zukommt und das doch gerade bei cardialem Hydrops das souveräne Diureticum ist, das auch bei dekompensiertem Herzen ohne Cardiacis unter Umständen reichlichst Wasser mobilisiert und austreibt. Es muß demnach zu dem rein mechanischen Moment der Blutstauung noch irgend etwas hinzukommen, das wir nicht kennen, das aber zweifellos zur Oedembildung durch venöse Stase gehört: sei es nun eine lokale Gefäßschädigung (Kapillarschädigung) anderer Art als die durch bloße Stauung hervorgerufene, sei es eine Änderung der osmotischen oder der Quellungsverhältnisse der Gewebe, seien es Stoffwechsel- oder innersekretorische Einflüsse, seien es Veränderungen im Venenklappenmechanismus, speziell der Leber (Pick, Mautner). Sicher ist aber, daß keine Niereninsuffizienz bei diesen Formen cardialer Stauung besteht. Die sogenannte Stauungsniere ist vollkommen leistungsfähig. Demnach sind die Zirkulationsstörungen der venösen Stase beim dekompensierten Herzfehler wohl der Anlaß zur Oedembildung, aber das rein mechanische Moment der Blutstauung ist nicht die Ursache des Oedems, und wir dürfen verlangsamten venösen Blutabfluß und Oedembildung nicht in direkt aetiologische Verbindung bringen. Wohl aber erkennen wir aus der allgemein bekannten Tatsache, daß die cardialen Oedeme in jenen Körperteilen auftreten und persistieren, wo die Zirkulation am schlechtesten ist, daß die hier besonders erschwerte venöse Stase die auslösende Ursache für alle jene Momente gibt, die zur Oedembildung führen.

Sind die bei rechtsseitiger Herzinsuffizienz auftretenden Oedeme schwierig zu deuten, so werden diese Schwierigkeiten noch größer bei der Deutung jener Oedeme, die im Gefolge einer Nierenerkrankung auftreten. Schon erwähnte ich, daß kompletter Ausfall der Nierenfunktion durch beiderseitige Nierenexstirpation nicht zur Oedembildung führt. Ganz andersartig als bei den dekompensierten Herzklappenfehlern sind die Kreislaufstörungen, denen wir bei der Nephritis einen besonderen Einfluß auf die Oedembildung zuzuschreiben haben. Der arterielle Hochdruck der glomerulären bzw. vaskulären Nephritis kann durch arterielle Ischaemie der Gewebe (Volhard) als aetiologisch in Betracht kommendes Moment der Oedembildung herangezogen werden, wenn auch scheinbar extreme Formen von Hochdruck bei Nephrosklerose und essentieller Hypertonie jahrelang ohne Oedembildung einhergehen, so lange nämlich, als das rechte Herz gut arbeitet. Aber der Wasserversuch, den wir bei Hypertonikern ohne Oedem anstellen, zeigt uns, daß selbst bei diesen, anscheinend im Wasserhaushalt völlig geregelten Kranken eine Retention von Wasser in der Vorniere stattfinden kann. Anderseits gehen die tubulären Erkrankungen der Niere, die Nephrosen, mit niedrigem Blutdruck einher, und gerade dies sind die Fälle, die im Zeichen hochgradigster Wassersucht stehen. — Ist es demnach nicht die Niereninsuffizienz und nur bei einem Teil der Nierenerkrankungen die Kreislaufstörung bzw. der arterielle Hochdruck, der zur nephrogen bedingten Wassersucht führt, so muß die Wassersucht auch bei der Nierenerkrankung als Schädigung der Vorniere aufgefaßt werden, die als selbständiges Symptom auftritt. Welches sind aber nur diese Schädigungen? Natürlich muß diese Schädigung aetiologisch mit dem Nierenleiden zusammenhängen, ist aber, wie gesagt, unabhängig von der Niereninsuffizienz. Es könnte demnach sein, daß dieselbe Noxe die Vorniere wie die Niere trifft, hier zum Symptom der Nierenerkrankung, dort zum Symptom des Oedems führt; so könnte man für die akute Glomerulonephritis ein kapillarschädigendes Gift annehmen, das in der Niere zur Glomerulonephritis, in der Vorniere zum Oedem führt. Für die Nephrose könnte gleichfalls angenommen werden, daß ein und dieselbe Schädlichkeit den Tubulusapparat wie die Vorniere trifft. Während wir jedoch bei der Glomerulonephritis ein Kapillargift annehmen, das, sowohl im Glomerulus wie in den Kapillaren der Vorniere angreift, dürfte es sich bei der Nephrose um kein Gefäßgift handeln. Volhard erwähnt auch die Möglichkeit, daß Zerfallsprodukte des erkrankten Nierengewebes in den Organismus eindringen und zur Schädigung der Vorniere im Sinne der Oedembildung führen, was speziell bei den Nephrosen der Fall sein könnte. Suchen wir hier nach genetischen Zusammenhängen zwischen Nierenerkrankung und Oedem, so scheint es sich hier um andere Prozesse bei der Glomerulonephritis und bei der Nephrose zu handeln; ferner werden diese beiden Oedemtypen noch differenter erscheinen, wenn wir erwähnen, daß Thyreoidea ein vorzügliches Entwässerungsmittel bei Nephrose ist, bei Nephritis aber vollkommen versagt, ebenso Kalomel und Novasurol. Erwähnen wir noch, daß das nephritische Oedem vielfach mit Hydraemie, das nephrotische ohne solche einhergeht, daß ferner der Eiweißgehalt des nephrotischen Oedems sehr niedrig, der des nephritischen hoch ist, so haben wir genügend Anhaltspunkte dafür, daß das nephritische und nephrotische Oedem zwei voneinander differente Oedemformen sind, und daß beide durch die Unabhängigkeit gegenüber der venösen Zirkulation von dem rein cardialen Oedem zu scheiden sind. (Vgl. Volhard, Georgopoulos.)

Sehen wir schon bei der Wassersucht, die auf cardialer Basis, wie bei jener, die bei nephrogenen Erkrankungen entstanden ist, daß die Oedembildung hier wie dort auf ganz anderer Basis entsteht, ja daß die nephritischen und nephrotischen Oedeme verschiedener Genese sind, so ist die Pathogenese der anderen eingangs erwähnten Oedeme zweifellos noch komplizierter. Es würde an dieser Stelle zu weit führen, wenn wir die schwierig zu deutenden Oedeme der schweren Anaemie, Kachexie, des Diabetes, des Hungeroedems hier gleichfalls ausführlich behandeln wollten. Erwähnt seien nur noch die auch für die Praxis wichtigen Oedeme, die durch innersekretorische Störung zustande kommen. Das Oedem, das von der Unterfunktion der Schilddrüse allein bedingt oder vielmehr durch sie begünstigt wird, das vorwiegend im Unterhautzellgewebe sitzt und nur selten zum Hydrops führt. Das gleiche gilt wohl auch vom Insulinoedem; niemals sah ich einen Hydrops unter Insulin auftreten.

M. H.! Ich kann im Rahmen dieses Vortrages keine erschöpfende Pathogenese aller Formen des Oedems geben. Meine kurzgefaßten Ausführungen genügen aber, um Antwort zu geben auf die Frage, die wir uns gestellt haben: Sind die Oedeme der Gewebe, die bei verschiedenen Grundleiden auftreten, als pathogenetisch-einheitlicher Vorgang aufzufassen oder nicht? Die Antwort auf diese Frage lautet: Zweifellos geht das Symptom der Wassersucht stets mit einer Störung im Wasserhaushalt einher. Diese wird bedingt durch eine Schädigung der Vorniere, d. i. der kapillaren Lymphwege und Gewebselemente der wasserspeichernden Organe. Aber die auslösende Ursache, die zu dieser Schädlichkeit führt, wie der Angriffspunkt der Schädlichkeit in dem Gewebe der Vorniere selbst, ist ein gänzlich verschiedener: toxische Noxen auf die Gefäße, die Lymphkapillaren und die Gewebselemente, hervorgerufen oder auch nur begünstigt hier von venöser Stase, dort von arterieller Anaemie, von innersekretorischen Einflüssen, von Einflüssen der Osmose und des Quellungsdruckes, und von dem Material kristalloider und kolloider Substanzen, das in den Geweben abgelagert ist. Daraus müssen wir schließen, daß die verschiedensten pathogenetischen Vorgänge in der Vorniere zu dem gleichen Endeffekt, zum Oedem führen können.

Diese Auffassung scheint uns wichtig zu sein, wenn wir die Wirksamkeit unserer diuretischen Maßnahmen verstehen wollen, zu deren Besprechung wir nun übergehen.

Die Wassersucht ist, wie wir alle wissen, nur ein Symptom, ein Symptom wie so viele andere, von mannigfaltiger Pathogenese. Und ebensowenig als wir andere Symptome, z. B. das Symptom der Polyurie, das wir beim Diabetes melitus und insipidus, bei der Nephrosklerose, beim Hungeroedem, also durch die verschiedensten Erkrankungen hervorgerufen, auftreten sehen, einheitlich behandeln können, ebensowenig können wir alle Formen der Wassersucht einheitlich beseitigen. Von einzelnen Diureticis, nicht von allen, kennen wir bestimmte, der jeweiligen Pathogenese der Wassersucht angepaßte Indikationen; und umgekehrt kennen wir einzelne Formen der Wassersucht, die mit bestimmten Diureticis zu vertreiben sind. Vieles ist in dieser Hinsicht durch die Arbeit der letzten Jahre bekannt geworden. Dies für jede einzelne Form der Wassersucht zu erreichen, wie für jedes der wirksamen Diuretica, bleibt der Zukunft überlassen.

Noch seien einige allgemeine Worte über den Angriffspunkt der Diuretica hier vorausgeschickt. Ist dieser in seiner letzten Auswirkungsweise auch oft nicht zu erfassen, so glaubte man doch bis vor kurzem, zwischen renalem und extrarenalem Angriffspunkt der Diuretica scheiden zu müssen. Man hat sich vorgestellt, daß einzelne Diuretica an der Niere angreifen, andere an den Geweben der Vorniere. Bei näherem Zusehen scheint es jedoch, daß sämtliche Diuretica beiderseits angreifen, was nach meinen oben angeführten Darlegungen nicht verwunderlich ist, da Vorniere und Niere einen Apparat bilden. Man könnte mit Recht von einem Vornieren-Nierensystem sprechen; daß aber die Diuretica in ihrer feineren Auswirkungsweise nicht den gleichen Angriffspunkt haben, daß eine Gruppe auf die arterielle Versorgung, andere wieder auf den venösen Abfluß, auf die Lymphbildung, ferner andere auf den osmotischen und den Quellungsdruck und endlich wieder andere auf die innersekretorische Gewebskomponente wirken, geht gleichfalls aus dem Gesagten hervor. Wir können im einzelnen diese gewiß bestehenden und andere noch unbekannte Unterschiede nur ganz teilweise erfassen und müssen hier unsere mangelhaft theoretische Erkenntnis durch klinische Erfahrung ergänzen. Immerhin führen diese beiden bei nicht wenigen Krankheitsgruppen zur scharfen therapeutischen Indikationsstellung.

Noch eine wichtige Frage hätten wir hier im Rahmen der diuretischen Therapie zu besprechen, nämlich die, was befördern wir durch gesteigerte Diurese aus dem Organismus hinaus? Denn Wasserretention findet im Grunde niemals allein statt, sondern geht immer mit Kochsalzretention einher; anderseits führt eine mangelhafte Wasserausscheidung zu wenig Salze hinaus; umgekehrt könnte eine verstärkte Wasserausschwemmung stets nur durch gesteigerte Wasserausfuhr allein oder aber infolge der „diuretischen“ Einwirkung zu einer gesteigerten Salzausfuhr führen, wobei nicht nur Kochsalz, sondern auch andere Salze, speziell der Harnstoff als ungemein wichtig in Betracht kommen. Wie steht es nun mit der Ausfuhr all dieser Substanzen unter Einwirkung unserer sogenannten Diuretica? — Sicher ist, daß unter dem Einfluß unserer harntreibenden Substanzen am meisten das Kochsalz eliminiert wird, mehr noch als das Wasser. Steht nicht genügend Wasser zur Verfügung, wird nur das Kochsalz in erhöhter Menge ausgeschieden, wie Heilig und ich für die Novasuroldiurese beim gesunden Menschen gezeigt haben. Auch kann nach H. F. Grünwald eine Entchlorung von Tieren, ein Tod durch Kochsalzentziehung bei Kaninchen durch fortgesetzte Theobromindarreichung erzielt werden. Bei den anderen Salzen, speziell Sulfaten, Phosphaten und auch beim Harnstoff hat man nur den Eindruck, daß sie in mäßiger Menge durch den diuretischen Wasserstrom mitgerissen werden. — Sehr wichtig und Gegenstand mannigfaltiger Bearbeitung ist auch die Frage der inneren Wasserverschiebung zwischen Gewebe und Blut. In letzter Zeit haben hierüber Fröhlich und Zak[1]) besonders interessante Befunde erhoben. In dieselbe Fragengruppe gehört die interessante Beobachtung J. Bauers, daß durch ein so mächtiges Diureticum, wie es das Novasurol ist, beim Diabetes insipidus eine Hemmung der Harnflut und vermehrte Kochsalzausscheidung stattfindet.

Ich gehe nun zur Besprechung der von uns in der Klinik geübten diuretischen Maßnahmen über: Die Bettruhe bedeutet bei oedematösen Patienten eine Verbesserung der Blutzirkulation, speziell der unteren Extremitäten; wo sie allein zur Besserung des Kreislaufes nicht ausreicht, machen wir ausgiebigsten Gebrauch von Digitalis, Strophantin-Injektion, Koffein usw. Betonen möchte ich, daß ich stets nur von Pulvis foliorum digitalis oder Digitalisinfus eine häufig sehr ausgiebige Diurese gesehen habe. Ersatzpräparate haben auf die Diurese keine volle Wirkung. Die Digitalis dürfte, abgesehen von ihrer reinen kreislaufverbessernden Wirkung, auch eine Wirkung auf die Gewebe haben, da sie bekanntlich zu einer vermehrten Kochsalzausfuhr im Harn führt, ein Vorgang, der allen echten Diureticis gemein ist. Daher bewährt sich die Digitalis als Diureticum auch dort, wo Kreislaufstörungen nicht so manifest zutage treten, z. B. bei oligurischer Nephritis. — Der Kreislauf der Niere wird lokal verbessert durch die Nierendecapsulation

[1]) Fröhlich und Zak: Über Gewebswirkung von Diureticis. Wien. klin. Wochenschr., S. 545. 1925.

die bei anurischer Nephritis nicht selten zum gewünschten Erfolg führt. Auf diesen Eingriff kommen wir im Kapitel Nierenkrankheiten ausführlich zu sprechen. Dort wollen wir auch von warmen Bädern als Anregungsmittel der Diurese und von der Wirkung der Röntgenstrahlen auf die Diurese sprechen.

Durch verminderte Wasserzufuhr und kochsalzarme Diät entlasten wir den Wasserhaushalt im allgemeinen. Wir verringern das für die Oedembildung disponible Wasser. Die Annahme, daß Kochsalz allein oedembildend wirkt, muß heute abgelehnt werden. Es führt zu Durst, zu vermehrter Wasseraufnahme und zur Wasserretention, wenn man will, zu erhöhtem Gewebsturgor und zur Körpergewichtszunahme, wie mancher schlaue Viehhändler weiß, der die Rinder vor dem Verkauf mit Salz füttert. Aber Oedem macht es nur bei oedembereiter Vorniere. Näheres über salzfreie Diät siehe im achten Vortrag: „Über Nierenkrankheiten“, S. 93. In einem oder dem anderen Falle (vgl. ebenda) machen wir von der diuretischen Wirkung des Wassers — Wasser ist ja bei normalen Individuen, wie so manche harnpflichtige Substanzen, ein Diureticum — Gebrauch. Das ist z. B. beim Wasserstoß von Volhard der Fall: Bei oligurischen Nephritikern geben wir zwei Tage Trockenkost, am Morgen des dritten Tages 1 Liter Tee mit einem Gramm Theobromin. Gelegentlich führt dieser Wasserstoß zu dem gewünschten Erfolg.

Viel gebraucht werden die Purinkörper, Coffein, Theobromin, Theocin, Theophyllin und Euphyllin. Ein recht gutes neues Präparat dieser Gruppe ist das Theacylon (Merck), viermal täglich 0,5 g. Ich brauche wohl hier nicht im speziellen zu erwähnen, was ich oben im allgemeinen gesagt habe, daß die Purinkörper erweiternd auf die Nierengefäße wirken, daß sie aber auch eine Gewebswirkung haben, und daß speziell auf diese ihre diuretische Wirkung zurückzuführen ist. So sah Löwy auch bei eingegipster Niere, bei der eine Erweiterung der Gefäße nicht möglich ist, Coffeindiurese auftreten. Großmann hat darauf hingewiesen, daß Theobromin pur. öfter besser diuretisch wirken kann, als die Salze dieses Purinkörpers. Allen Praktikern ist bekannt, daß oft bei ein und demselben Fall von Wassersucht einer dieser Purinkörper versagt, während ein anderer, ganz nahestehender sich als wirksam erweist. Es gilt hier viele Präparate zu versuchen. Bei einzelnen dieser Präparate tritt rasch eine Gewöhnung ein, eine Erscheinung, die wir auch bei anderen Diureticis und Medikamenten sehen. Eine oft sehr empfehlenswerte Darreichung ist die rectale: Diuretin und Euphyllin in Form von Suppositorien. Ferner die intravenöse Darreichung von Euphyllin.

Einer größeren Zahl von Salzen kommt gleichfalls eine diuretische Wirkung zu. Während die Natrium- sowie die Chlorionen einen oedembegünstigenden Faktor darstellen, kommt den Kalium- und in schwächerer Weise auch den Kalziumionen eine diuretische Wirkung zu. Erstere wird aus den die Gewebsquellung begünstigenden, letztere den die Gewebsquellung vermindernden Eigenschaften der betreffenden Ionen erklärt. Wir verordnen den Liquor kalii acetici 30:200 pro die. Den Kalziumsalzen kommt nach meinen Erfahrungen (auch Fleckseder) keine diuretische Wirkung zu, sofern diese allein gegeben werden. Wohl aber können wir einen diuretischen Effekt dann erzielen, wenn wir Kalziumsalze gleichzeitig mit anderen diuretisch wirkenden Substanzen geben, also in Kombination mit Digitalis (G. Singer) oder in Form zweier neuer Präparate in Kombination mit Theobromin als Theocall (Chemosan) und Kalziumdiuretin (Knoll).

Die Urea wirkt, dreimal täglich 20 g, meist nur harntreibend. Wie Scherf gezeigt hat, findet hier meist keine Steigerung der extrarenalen Wasserabgabe, der perspiratio insensibilis, statt, die wir bei anderen Diureticis zu sehen gewohnt sind. Immerhin gibt es einzelne Fälle, die hier eine Ausnahme bilden. Insbesondere bei Nephrose sahen wir sowie Volhard häufig eine prompte Diurese. Leider steigert die Urea mächtig den Durst. — Kollert hat vorgeschlagen, an Stelle von Urea eiweißhältige Kost (Fleisch) zu geben; dies können wir — und von Urea gilt dasselbe — natürlich nur dort tun, wo keine Rest-N-Retention besteht.

Die Quecksilberdiuresen spielen heute eine große Rolle unter den Diureticis. Die Kalomeldiurese, die früher nicht selten geübt wurde, ist wegen ihrer unangenehmen Nebenwirkungen heute verlassen. An ihre Stelle ist die intramuskuläre oder intravenöse Injektion von Quecksilbersalzen getreten, die für diuretische Zwecke zuerst von mir in die Therapie eingeführt wurden. Seit meiner ersten Mitteilung, 1921, über die Novasuroldiurese und meinen gemeinsam mit Heilig angestellten theoretischen Untersuchungen hat das Novasurol allgemeinen Eingang in die Praxis gefunden und gilt heute in den Fällen, wo es indiziert ist und richtig angewendet wird, als mächtigstes und zuverlässigstes Diureticum (Lichtwitz)[1]. — Sehr wichtig ist es zu beachten, daß wohl auch durch andere Diuretica, aber speziell durch Novasurol nicht nur die Diurese, sondern vor allem und sehr ausgiebig die Wasserabgabe durch die Hautstrahlung beeinflußt wird, was wir nur mit Hilfe des Körpergewichtes feststellen können.

In welchen Fällen ist das Novasurol indiziert? Zunächst bei cardialer Hydropsie, und zwar dort, wo nur eine Stauungsniere besteht, also eine suffiziente Niere, die imstande ist, das Quecksilber auszuscheiden. Ist die Niere insuffizient, so wird kein diuretischer Effekt erzielt, dann wird Hg retiniert und es kommt zu einer Hg-Intoxikation. Woran erkennen wir nun die Suffizienz der Niere bei cardialer Hydropsie? Der Harn, der von der reinen Stauungsniere produziert wird, soll hochgestellt sein: die Niere muß konzentrieren können. Ist das nicht der Fall, wird bei cardialer Hydropsie ein niedriggestellter Harn produziert, dann ist die Niere insuffizient, und Novasurol wird besser gemieden. Sehr starke Hypertonie, über 200 mm Blutdruck, mahnt gleichfalls zur Vorsicht. Novasurol ist ferner indiziert bei Nephrosen, bei Lebercirrhose und bei Lues Hepatis mit Ascites.

In welchen Fällen ist Novasurol kontraindiziert? Bei der akuten und chronischen Nephritis wegen der Niereninsuffizienz,

[1]) Lichtwitz: Praxis der Nierenkrankheiten. Berlin: J. Springer. 1925.

bei schwerer Anaemie und Kachexie, bei Fieber, Diarrhöen und Darmblutungen wegen Unverträglichkeit des Hg.

Welche unangenehme Nebenerscheinungen können bei Novasurol vorkommen? Gelegentlich Stomatitis, welche durch sorgfältige Mundpflege vermeidbar ist; ferner wurde in einer Reihe von Fällen Hg-Colitis, eventuell haemorrhagische Colitis gesehen, die jedoch meist mit Opium beherrschbar ist. Mäßiges Fieber sehen wir nicht selten nach Novasurol auftreten.

Wie lassen sich diese unwillkommenen Nebenerscheinungen vermeiden? Durch ausgiebige Digitalisierung, die unseres Erachtens unerläßlich vorauszugehen hat. Seit ich vor der Novasuroltherapie ausgiebige Digitalis gebe, habe ich nur ganz selten Nebenwirkungen gesehen. Wo keine Zeit zu vorheriger Digitalisierung ist, gebe man Strophantin (0,25 cm^3) plus Novasurol, intravenös in Mischspritze (Flesch).

In welcher Weise geben wir das Novasurol? Nach vorheriger möglichst ausgiebiger Digitalisierung mit Pulvis foliorum oder Infusum digitalis wird 1 cm^3 Novasurol — intramuskulär oder intravenös, das ist völlig gleich — gegeben. Intramuskulär heißt hier wie beim Salyrgan intraglutäal; bei Injektionen in den Bizeps sahen wir Schädlichkeiten. Wird die Injektion gut vertragen, so gibt man am zweiten Tage 2 cm^3 und diese weiter jeden zweiten Tag, im ganzen etwa sechs bis acht Injektionen oder auch mehr, bis die volle Wirkung erzielt ist, was häufig schon früher der Fall ist. Die Diurese setzt bei intravenöser Injektion mit großer Regelmäßigkeit zwei, drei Stunden nach der Injektion voll ein. An Stelle des bis dahin spärlich fließenden hochgestellten und, weil reichlich urobilinhältig, dunklen Urins fließt ein heller Urin in reichlicher Menge. Die Diurese hält gewöhnlich einen Tag an und führt zur Produktion von 3 bis 10 Liter Urin. Die Gewichtsabnahme ist in der Regel noch größer als die der ausgeschiedenen Harnmenge infolge der reichlich gesteigerten Perspiratio insensibilis (Saxl und Heilig, Hecht). In seltenen Fällen dauert die Diurese länger als einen Tag, oft aber hebt sich die Diurese mit der Beseitigung der Oedeme und wird für längere Zeit normal. In einzelnen Fällen kann man jedoch auch mit dem Novasurol die letzten Reste von Oedem nur schwer wegbringen. Es wurde dies als Gewöhnung an das Novasurol aufgefaßt. Doch ist diese keinesfalls groß, da wir bei der gleich zu besprechenden chronischen Novasurolkur die Injektionen lange Zeit fortgegeben haben, wobei sie nur selten an Wirkung verloren haben. Wir geben diese chronischen Novasurolkuren in Fällen von rasch wiederkehrendem Hydrops, z. B. Stauungsinduration der Leber, ein- bis zweimal wöchentlich, eventuell bei gleichzeitiger periodischer Digitalisdarreichung. Der Patient hat dann jedesmal 3 bis 5 Liter Urin und bleibt in einem erträglichen Zustand. Von Zeit zu Zeit kann man auch in diesen Fällen die oben beschriebene akute Novasurolkur, d. h. zweitägige Injektionen wiederholen.

Gestatten sie mir noch, daß ich auf einige besondere und nicht immer leicht herauszufindende Fälle, in denen Novasurol eine prompte Wirkung hat, hinweise. Es gibt Zustände von Herzinsuffizienz, die nur mit mächtiger Stauungslunge und mit einer zuweilen nicht einmal so hochgradigen Stauungsleber ohne sonstige Oedeme einhergehen. Insbesondere bei Mitralfehlern, aber auch bei der mit relativer Mitralinsuffizienz einhergehenden Atheromatose sieht man diese Formen von Stauungslunge, und die Stauung in der Lunge ist es, welche gelegentlich außerordentliche Beschwerden macht: hochgradige Atemnot, Husten, Neigung zur konfluierenden Lobulärpneumonie. In diesen Fällen kann man mit Novasurol die Stauungslunge häufig glänzend entlasten. Die Patienten bekommen besseren Atem, die Neigung zur bronchitischen Infektion schwindet. — Es gibt auch Fälle von Stauungslunge, bei denen ein leichtes Nachlassen des linken Ventrikels zu häufigen Anfällen von mehr minder schwerem Lungenoedem führt, bei denen ferner pseudoanginöse Zustände auftreten, die eine echte Angina pectoris vortäuschen. Beseitigt man die Stauungslunge, so schwinden diese Zustände. Von keinem Mittel haben wir in solchen Zuständen so gute Erfolge gesehen, wie von Digitalis, kombiniert mit Novasurol. — Bei bestehendem mächtigen Ascites, der unter starker Spannung steht, bleibt gelegentlich die Novasurolwirkung aus. Man kann in einem solchen Fall noch den Versuch machen, zuerst zu punktieren und dann neuerdings Novasurol zu geben, wo es jetzt erfolgreich sein kann. — Empfohlen wurde auch bei mächtigem Hautoedem Curschmannsche Nadeln anzulegen und gleichzeitig Novasurol in üblicher Weise zu injizieren. Der Erfolg ist gelegentlich ein über alles Erwarten großer. — Versagt das Novasurol bei sonst richtig gestellter Indikation, dann ist dies, worauf Heilig und ich hingewiesen hatten, ein Signum pessimi ominis. Das gilt sowohl für Stauungen, als auch für den Ascites der Lebercirrhose. — Im allgemeinen ist das „Exsudat" im Peritoneum, Pleura etc. keine Indikation, im Gegenteil, bei bestehendem Fieber eine Kontraindikation gegen das Novasurol. Besteht jedoch ein Exsudat auf Transsudatbasis, z. B. bei der chronischen Stauungsinduration der Leber, bei Lebercirrhose, dann kann man oft noch große Erfolge erzielen. Endlich sei hier noch mit aller Schärfe betont, daß nicht nur die Herzschwäche zur Wassersucht führt, sondern daß auch die Wasseransammlung in den Geweben das Herz belastet. Wir erleichtern demnach durch diuretische Wirkung die Herzarbeit: das Diureticum wird zum Cardiacum, die Herzkraft hebt sich in oft erstaunlicher Weise.

Im letzten Jahre wurde vielfach statt des Novasurols Salyrgan Höchst verwendet. Heilig und ich [1]) haben in unserer früheren Arbeit die diuretische Wirkung des Hydrargyrums salicylicum beschrieben und das Salyrgan ist ein Salicylat des Hg. Fleckseder, Brunn und ich konnten eine sehr günstige diuretische Wirkung beobachten. Brunn, Rosenberg u. a. haben außer Fieber weniger Nebenwirkungen beobachtet als bei Novasurol, doch fand Brunn am Sektionstische auch

---

[1]) Über die diuretische Wirkung von Novasurol und anderen Quecksilberinjektionen. Wien. klin. Wochenschr. S. 43. 1920.

haemorrhagische Enteritis bei einem Falle, bei welchem diese intra vitam keine Erscheinung gemacht hat. Da ich selbst fast keine Nebenerscheinungen des Novasurols sehe und ich mich in beiden Fällen, sowohl beim Novasurol als auch beim Salyrgan, an die gleichen Indikationen und Kontraindikationen halte, kann ich keinen erheblichen Unterschied in den Nebenwirkungen zwischen beiden Präparaten sehen; das Salyrgan dürfte etwas schwächer und daher auch etwas milder wirken. Dennoch ist der Salyrganeffekt zweifellos genau derselbe, wie der Novasuroleffekt, und ich möchte auch im Falle des Salyrgans von den oben angeführten Indikationen und Kontraindikationen nicht abgehen. Nicht immer wirken bei ein und demselben Patienten Novasurol und Salyrgan in gleicher Weise (Großmann). Grunke empfiehlt, beide Präparate, speziel beim Versagen des einen, zu wechseln.

Ich verlasse nun die gebräuchlichsten Quecksilberdiuretica und gehe zur Besprechung der Thyreoidea als Diureticum über. Wie erwähnt, ist in letzter Zeit besonders Eppinger für sie eingetreten. Wir geben die Thyreoidea in Form des Merckschen Präparates oder des Thyreosans und anderer Präparate und steigen innerhalb von ein bis zwei Wochen von 0,3 bis 2 g unter Kontrolle von Puls und Glykosurie an. Die Hauptindikation für die Darreichung der Thyreoidea als Diureticum sind die Nephrosen. Die Diurese manifestiert sich hier auch häufiger in der Abnahme des Körpergewichtes, als in besonders großer Harnmenge. Die Patienten nehmen durch Thyreoidea allerdings nicht selten besonders stark ab, ohne aber hiedurch speziellen Schaden zu nehmen. Eppinger konnte in mehreren Fällen Albuminurie verschwinden sehen. Eine Kontraindikation gegen die Darreichung von Thyreoidea bildet Haematurie, Herzinsuffizienz und bestehender Hyperthyreoidismus.

Endlich muß ich noch die sogenannte unspezifische oder Reiztheraphie erwähnen, der auch ein Einfluß auf die Diurese gelegentlich zugesprochen wird. Ich selbst habe vom Aderlaß, der in die Gruppe der unspezifischen Therapie gerechnet wird, keinen diuretischen Effekt gesehen. Auch von Proteinkörpertherapie, von Milch- und anderen Eiweißinjektionen habe ich keinen fördernden Einfluß auf die Diurese, eher einen hemmenden, der öfter beschrieben wurde, gesehen. Schließlich muß noch hinzugefügt werden, daß auch durch Injektionen hyperosmotisch wirksamer Substanzen, also von hypertonischer Traubenzucker- oder Kochsalzinjektion kein irgendwie erheblicher diuretischer Effekt zu erzielen ist.

M. H.! Wir praktischen Ärzte wissen, daß die Beherrschung der Oedeme eine der wichtigsten und, wie Sie gehört haben, bei dem heutigen Stande unseres ärztlichen Könnens auch vielfach dankbarsten Aufgaben der Medizin ist. Wir sind sehr häufig in der Lage, ganz abgesehen von dem Grundleiden, rein symptomatisch und mit rein symptomatischen Mitteln die Wassersucht zu bekämpfen, und wir werden durch diese symptomatische Therapie dem ganzen kranken Organismus nützen; wir werden das Grundleiden bessern, indem wir dieses eine, den ganzen Organismus oft schwer schädigende Symptom bekämpfen.

Siebenter Vortrag

Die Therapie des Herzens und der Gefäße

M. H.! Je tiefer wir in unserer theoretischen Erkenntnis, in unserer praktischen Erfahrung in das Wesen der Herz- und Gefäßkrankheiten eindringen, desto größer wird unsere Pflicht und Verantwortung in Hinsicht dessen, was wir dem Herzkranken zumuten dürfen und müssen.

Bei dieser Gelegenheit darf ich wohl erwähnen, daß häufig ein krankes Herz oder ein Fall von Hypertonie keiner anderen Behandlung bedarf als der Vorschrift eines vernünftigen Regimes, einer angemessenen Diätetik. Ein Zuviel und ein Zuwenig an Arbeit, das einem solchen Kranken zugemutet wird, kann in gleicher Weise schaden. Selbst der atrophische linke Ventrikel der Mitralstenose muß zur Arbeit herangezogen werden und, da wir über die Krankheit den Kranken nicht vergessen dürfen, muß es unser ängstliches Bestreben sein, den minder leistungsfähigen Mitralstenotiker ebensowenig als einen anderen Herzkranken durch zu wenig Bewegung zu dick werden zu lassen und so aufs neue sein Herz zu belasten. Anderseits muß das oft temperamentvolle Treiben des Hypertonikers auch bei anscheinend vorzüglichem linken Ventrikel gezügelt werden, soll es nicht zu Schwierigkeiten usw. kommen. Gleichfalls muß zumindest beim ersten Auftreten von Oedemen, bei frischen Schädigungen des Herzmuskels, speziell bei Infarzierungen durch Koronarsklerose strenge Bettruhe gewahrt werden. Unleugbar beruhigt die Bettruhe in diesen Fällen das Herz und bringt die Oedeme durch Flachlagerung der Beine rasch zum Schwinden. Zur Diätetik des Herzkranken gehört auch die Diät. Daß die Diätvorschrift darauf zu achten hat, daß Blähungszustände vermieden werden, wissen wir nicht nur von der Belästigung namentlich alter Leute durch einen im Gefolge von Blähungszuständen auftretenden Zwerchfellhochstand, der zu Herzklopfen und asthmaähnlichen Zuständen führt: Auch bestimmte Formen der Angina pectoris treten namentlich am Anfang regelmäßig nach größeren Mahlzeiten auf. Daß bei Oedem wasser- und salzfreie Diät zur Schonung des Wasserhaushaltes wie der Nierentätigkeit angezeigt ist, braucht wohl nicht weiter erwähnt zu werden. Daß die Nierentätigkeit auch im Falle der essentiellen Hypertonie geschont werden muß, geht schon daraus hervor, daß durch Belastungsversuche bei dieser Krankheit mit Salz und Wasser Retentionen beobachtet werden (Kisch, Klein). So geben wir denn auch bei essentieller Hypertonie salz- und wasserfreie Diät.

Und nun gehen wir zu der Besprechung der medikamentösen Therapie der Erkrankung des Herzens und der Gefäße über, deren große Erfolge in ihrer Sinnfälligkeit für Ärzte und Patienten zum Teil seit langem bekannt sind; und doch bringt einerseits der pharmazeutische Markt so viel neue Präparate heraus, anderseits schwanken alte Indikationen in ihrer Anwendung (Morphium, Sauerstoff, Salvarsantherapie), daß wir wohl gut tun werden, gruppenweise die in der Praxis geübte Arzneitherapie bei Herzkrankheiten zunächst durchzugehen, wobei wir gleichzeitig auf spezielle Indikationen verweisen wollen. Zunächst das Herzheilmittel, die Digitalis. In der Behandlung der Herz- und Kreislaufinsuffizienz ist es seit langer Zeit das souveräne Mittel. Es dient ferner zur Bekämpfung von Tachykardien und einzelner Arrhythmien. Die Digitalis ist ferner ein ausgezeichnetes Diureticum auch bei Oligurie der Nephritis. — Läßt sich über die Digitalistherapie Neues berichten? Allgemein anerkannt ist die Wirkung der Digitalis auf den Vagus, die zum Teil in einer Erregung des Vaguszentrums besteht. Diese Wirkung auf den Vagus ist von besonderer Bedeutung für das kranke Herz, bei dem sehr häufig eine Überempfindlichkeit für die Erregung des Herzvagus stattfindet. Diese Vaguswirkung ist das Hauptmoment, das zur Verlangsamung des Pulses, dadurch zur Besserung der diastolischen Füllung und der Systole führt; doch wird verschiedentlich auch eine direkte, vom Nervensystem unabhängige Wirkung auf die Systole angenommen. Wir wissen ferner, daß Digitalis zu einer Verengerung verschiedener Anteile des Gefäßsystems führt und es wurde öfter erwogen, ob diese Verengerung nicht zu einer Erschwerung des Kreislaufes führt. Diese gefäßverengernde Wirkung ist jedoch nicht sehr zu fürchten, da bekanntlich neben Verengerungen (speziell im Splanchnicusgebiet) Erweiterungen in der Peripherie, in der Niere etc. einhergehen. Es kommt daher zu Blutverschiebungen ohne Blutdrucksteigerungen, was wir auch an Nierenkranken beobachten können, wenn wir z. B. bei oligurischer Nephritis Digitalis geben; dann geht der Blutdruck, sofern er nicht durch sinkende Herztätigkeit von Haus aus gesunken war, nicht in die Höhe. Es findet demnach eine starke Steigerung des peripheren Widerstandes, soweit Blutdruckmessung hiefür ein Maß ist, nicht statt. Von dieser gefäßverengernden Wirkung im Splanchnicusgebiet machen wir nicht nur bei der Digitalisierung des insuffizienten Herzens und Kreislaufes Gebrauch, insoferne, als die Verengerung des Pfortadergebietes zur besseren Füllung des Herzens führt: auch bei isolierter Blutfüllung des Portalgebietes (Plethora abdominalis) ist Digitalis oft in kleinen Dosen am Platz. Digitalis wirkt ferner reizleitungsstörend, ein Umstand, der sich bei der Tachycardie des Vorhofflatterns und -flimmerns (vgl. unten) therapeutisch gut verwerten läßt. Von extracardialer Wirkung möchten wir zunächst die indirekte Wirkung auf das Gehirn erwähnen, wodurch der Digitalis durch Besserung des Kreislaufes eine indirekte cerebrale Wirkung zukommt: Die Benommenheit weicht, die Patienten schlafen wieder, Cheyne-Stokes verschwindet. Hingegen möchten wir die diuretische Wirkung der Digitalis nur zum Teil als Nierenwirkung, zum Teil als direkte Gewebswirkung auffassen, die wohl von der Wirkung auf das Herz und die Gefäße unterstützt wird, aber nicht allein durch sie bedingt ist. Sehen wir doch auch bei der Digitalisdiurese, wie bei jeder echten Gewebsdiurese, ein mächtiges Ansteigen der Chloride im Harn. Auch finden wir bei der Nephritis ohne Herzinsuffizienz die Digitalis diuretisch wirksam. Veil und Heilmeyer[1]) studierten die extra-

---

[1]) Veil und Heilmeyer: Die extracardiale Digitaliswirkung. Dtsch. Arch. f. klin. Med., Bd. 147. 1925.

cardiale Digitaliswirkung, die nach diesen Autoren auch außerhalb des Herzens im Zeichen der Vagotropie steht. Im Sinne der Untersuchungen von Kraus, Zondeck usw., die wir im Vortrag über innere Sekretion kurz beleuchtet haben, finden sie eine Zweiphasigkeit auf die sekretorische Funktion von Niere, Magen, Pankreas und Schilddrüse. Bei der Niere wirkt sich die erste Phase in einer Erhöhung der Ausscheidung von sauren Ionen im Harn aus, die zweite Phase in einer Vermehrung der basischen Ionen. Der ersten Phase parallel geht eine beträchtliche Steigerung der Kochsalzpartiarfunktion. Im Magen drückt sich die erste Phase in einer Zunahme, die zweite Phase in einer Abnahme der Salzsäuresekretion aus. Auch Besserung der motorischen Magenfunktion wurde beobachtet. Was die innere Sekretion des Pankreas anlangt, sehen die Autoren in der ersten Phase eine Senkung, in der zweiten eine Steigerung des Blutdruckes. Bei der Schilddrüse findet sich im ersten Stadium eine Hyper-, im zweiten eine Hypofunktion; die Digitalisalkalose führt zur Muskelübererregbarkeit (Tetanie).

Vielfach erörtert wurde die Frage nach der Kontraindikation der Digitalis. Daß hoher Blutdruck mit und ohne Insuffizienz keine Kontraindikation gegen die Digitalistherapie ist, ist heute allgemein anerkannt. Hingegen vertragen Menschen mit stenocardischen Schmerzen Digitalis häufig insofern nicht gut, als sie über Druck auf der Brust etc. klagen. Die Kombination mit Theobromin beseitigt diese Beschwerden in der Regel. Bei Endocarditis mit Neigung zu Embolien besteht die Möglichkeit einer Verschleppung thrombotischer Auflagerungen. Wir haben ein solches Vorkommnis nie gesehen. So bleibt denn als Kontraindikation nur die Apoplexia cerebri. Auf Reizleitungsstörungen, speziell den inkompletten Herzblock, müssen wir während der Digitalismedication sehr achten; doch sind sie keine unbedingte Kontraindikation gegen eine Digitalistherapie, die wir auch hier gelegentlich vornehmen.

In welcher Form sollen wir Digitalis geben? Wir geben sie im allgemeinen in Form des Infuses 1 g pro Tag oder als Pulvis foliorum digitalis titratae 0,1 dreimal täglich, welche Verschreibung den Vorzug hat, daß hier noch Flüssigkeit gespart wird. Keines der Ersatzpräparate hat eine volle Digitaliswirkung. Am nächsten kommen der Droge Präparate, welche in toto getrocknet werden, wie die Disperte. In jenen spärlichen Fällen, in denen Digitalis vom Magen aus nicht gut vertragen wird oder, wenn man eine mehr chronische, nicht stark kumulierte Wirkung wünscht, kann man die bekannten Ersatzpräparate geben.

Der mächtige nachhaltige Erfolg einer Digitalistherapie kann in der Regel nur durch perorale Darreichung und entsprechende Kumulierung erreicht werden. Suppositorien oder Klysmen haben immerhin eine nicht unbeträchtliche Wirkung, welche zum Teil darauf zurückgeführt wird, daß die Resorption unter Umgehung der Leber von den haemorrhoidalen Venen direkt in den Kreislauf und zum Herzen erfolgt (E. Meyer), zum Teil dann indiziert ist, wenn der stark gestaute Portalkreislauf keine günstigen Resorptionsverhältnisse für die peroral aufgenommene Droge gewährleistet. Eichhorst empfiehlt als Rectalklysma einmal täglich 10 Tropfen Digalen Cloëtta + 10 Tropfen Tct. strophanti titr. + 0,1—0,2 Theocin in 5 cm^3 Wasser, eventuell mit einigen Tropfen Tct. opii. Wir sahen auch gute Wirkung von Digitalis-Dispert-, Digitalis-Exclud- und Digifolinzäpfchen dreimal täglich ein Stück. Subcutan, intramuskulär und intravenös gegebene Digitalispräparate haben meist nur vorübergehende Erfolge, offenbar, weil eine Kumulierung nicht stattfindet; immerhin wird bekanntlich im Kollaps und bei der Schockwirkung von dieser Art der Applikation reichlich Gebrauch gemacht. Diese akute Wirkung ist jedoch eine andere als der eigentliche, durch Kumulation herbeigeführte Digitaliseffekt bei Herzinsuffizienz. Erstaunlich ist häufig auch der Erfolg einer Injektion von Strophantin, welches bekanntlich dem Digitalis sehr nahesteht. Wir machen von dieser bei akuten Infektionskrankheiten Gebrauch. Wir geben $^1/_4$ bis 1 mmg. Wiederholt wurde die Frage besprochen, ob es angezeigt ist, bei vorausgehender Digitalisierung Strophantin zu injizieren; gewiß mahnt vorhergehende Digitalisdarreichung zu großer Vorsicht in der Dosierung des Strophantins. Von der $^1/_4$-mmg-Dosis haben wir niemals Schaden beobachtet, auch wenn schon vorher Digitalis gegeben wurde.

Wie lange sollen wir Digitalis geben? Die Antwort lautet: Bis zur erstrebten Wirkung. Diese wird in einem Fall eine Pulsverlangsamung sein, in anderen Fällen gehen wir sogar bis zur beginnenden Intoxikation, speziell bei Vorhofflattern und Vorhofflimmern. Hier wird das Digitalis bis zum Auftreten von Erbrechen gegeben, während wir sonst beim Auftreten von Intoxikationserscheinungen, speziell Üblichkeiten etc., die Digitalisbehandlung abbrechen. Wo wir nicht vorsätzlich bis zur Intoxikation vorschreiten wollen, ist auftretende Bigeminie wohl ein Warnungszeichen, aber noch kein unbedingter Grund, die Digitalisbehandlung abzubrechen. Vielfach wird die Digitalis periodisch gegeben, und es werden digitalisfreie Intervalle von einigen Wochen eingehalten. Neben der Digitalis werden bekanntlich die Strophantine als digitalisähnlich wirkende Substanzen da und dort empfohlen und verwendet: Convallaria majalis, Adonis vernalis, Apocynum (Cymarin) und Bulbus scillae (Scillain) etc., doch stehen die Wirkungen dieser Substanzen weit hinter der Digitalis zurück. Gewisse Ähnlichkeit mit der Digitaliswirkung hat auch intravenöse Kalziumeinverleibung, doch wirkt sie in diesem Sinne flüchtig (G. Singer, Billigheimer). Kalzium allein wird als digitaliswirksame Substanz nicht gegeben, wohl aber in Kombination mit Digitalis. Interessant ist, daß Digitalis den Blutkalkspiegel erhöht.

Nach der Digitalis machen wir von dem Coffein in der Therapie der Herzkranken weitesten Gebrauch. Coffein regt das Vaguszentrum an und verlangsamt den Puls. Es erregt periphere Herzganglien und wirkt hier reizbildend und beschleunigend. Auch auf die Gefäße wirkt es ein, und zwar in ungleicher Weise: zum Teil verengernd, zum Teil erweiternd; verengernd auf das Splanchnicusgebiet, erweiternd auf die

Kranzgefäße, Niere, Gehirn. Seine gefäßerweiternde Wirkung ist im Gehirn von großer Bedeutung, auch zur Behebung der Kreislaufinsuffizienz, die speziell Hirnzentren schädigt (S. Wassermann). Coffein wie Theobromin wirken erweiternd auf die Nierengefäße, beide auch auf die Kranzgefäße des Herzens. Die diuretische Nierentätigkeit geht auch ohne Erweiterung der Nierengefäße einher (O. Löwy). Dem Kampfer wird heute von vielen Seiten die Herzwirkung abgesprochen (Winterberg, Wiechovsky); andere Autoren nehmen eine Wirkung auf das geschädigte Herz, wenn die Reizleitung zu erlöschen droht, an (Fröhlich und Pollak, Fröhlich und Großmann); er wirkt erregend auf das Vasomotorenzentrum (allerdings erst in großen Dosen!) und wird daher bei Vasomotorenkollaps verwendet. Das Atemzentrum wird durch Kampfer angeregt; er wirkt krampflösend auf die glatte Muskulatur bei Pylorospasmus, Darmspasmus etc. In neuerer Zeit wurde neben der subcutanen Kampferölverwendung eine Reihe neuer Präparate zur intramuskulären und intravenösen Injektion angegeben. (Kardiazol, Hexeton, Kamphemol, Kamphokoniol). Recht befriedigende Erfolge wurden mit dieser Therapie erzielt. Coramin steht in seiner Wirkung zwischen Coffein und Kampfer und ist ein brauchbares Präparat.

Strychnin wird in neuerer Zeit wesentlich mehr verwendet, speziell seit Wenckebach es bei der Extrasystolie empfohlen hat. Ausgezeichnet wirkt es als gefäßtonisierendes Mittel, ähnlich wie das Coffein. Bei schwerer Zyanose sehen wir bedeutende Besserung eintreten, ebenso bei der peripheren Vasomotorenlähmung von Infektionskrankheiten (Pneumonie, Grippe), ferner bei Lähmung des Atemzentrums (Cheyne-Stokes). Wir verwenden oft große Dosen dreimal täglich 0,005 Strychnin. nitricum per os. Flüchtige, tonussteigernde Wirkung hat das Adrenalin auf die erweiternden Gefäße der Peripherie, während hingegen die Coronargefäße durch Adrenalin bekanntlich erweitert werden. Von der tonussteigernden Wirkung des Adrenalins machen wir bei Infektionskrankheiten nach Narkose, nach Traumen, bei Kollaps Gebrauch. Daneben kommt dem Adrenalin auch eine Herzwirkung zu. In der Regel injiziert man es allein subcutan, mit Kochsalz bei schwachem Herzmuskel, eventuell auch mit Digitalis kombiniert. Es wurden ferner zur intracardialen Injektion in der Agone sowohl Adrenalin, wie auch Coffein empfohlen, doch sind nennenswerte Erfolge bei diesem Eingriffe wohl außerordentlich selten. Eppinger hat Pituitrin-Injektionen ($^1/_4$ bis $^1/_2$ cm^3 intravenös) bei Asthma cardiale empfohlen. Die Anfälle können hiedurch kupiert werden. Nach Eppinger, von Papp und Schwarz wirkt das Pituitrin beim Asthma cardiale durch Verlangsamung der gesteigerten Blutströmungsgeschwindigkeit, infolge sperrender Einwirkung des Pituitrin auf die abführenden Lebervenen. Diese Sperre entlastet den Lungenkreislauf. Nach Fritz Brunn[1]) werden auch viele andere Formen cardialer Dyspnoe durch Pituitrin günstig beeinflußt, so die Dyspnoe bei Mitralfehlern etc. Kauf-

[1]) Brunn F.: Zur Wirkung der Hypophysenextrakte auf einige Formen der Dyspnoe. Med. Klinik, Nr. 43. 1924.

mann sah gute Erfolge von Asthmolysin (Adrenalin + Pituitrin) bei Lungenoedem, das sich aus einem starken stenocardischen Anfall entwickelt hatte. Auch als Gefäßtonicum kommt Pituitrin bei sinkendem Gefäßtonus in Betracht. Atropin wirkt durch Vagusausschaltung pulsbeschleunigend und reizleitungsverbessernd. Daher geben wir es bei inkomplettem und komplettem Herzblock. Auch kann Atropin bei Herzkranken mit starker Vaguserregbarkeit (vgl. oben), bei denen Digitalis rasch zum Erbrechen führt, mit der Digitalis kombiniert und auf diese Weise die Durchführung einer Digitalistherapie ermöglicht werden. In gewissem Sinne, gegenteilig wie das Atropin, wirkt das Physiostignin vaguserregend und pulsverlangsamend (Winterberg) und wurde daher von R. Kaufmann zur Behandlung von Tachycardien, speziell der paroxysmalen empfohlen.

Chinin ist zum wichtigen Herzmittel geworden. Als Protoplasmagift schädigt es wohl zunächst die Herztätigkeit, und gelegentlich sieht man auch eine Herzmuskelinsuffizienz oder eine Hydropsie durch Chinin schlechter werden; dennoch ist es ein ausgezeichnetes Mittel zunächst zur Bekämpfung der Arrhythmia perpetua, als welches es zuerst von Wenckebach in die Therapie eingeführt wurde. Es wirkt hier ebenso wie bei Extrasystolie herabsetzend auf abnorme Reizbildung heterotoper Zentren oder verlängert die Refraktärphase, noch etwas besser wirkt Chinidin (W. Frey), das gelegentlich leichtes Erbrechen bewirkt. Wir geben Chinin und Chinidin 0,20 bis 0,25 g drei Tage dreimal täglich, dann drei Tage viermal täglich, dann drei Tage fünfmal täglich, in der Regel allein, bei schwachem Herzmuskel kombiniert mit Digitalis. Das Chinin kann das Vorhofflimmern wirklich beseitigen, während die oben erwähnte Digitalistherapie in großen Dosen bei dieser Arrhythmie nur symptomatisch wirkt: Die Vorhofkammerleitung wird durch Digitalis erschwert, um die Zahl der Kammerkontraktionen herabzusetzen. Am günstigsten werden frische Anfälle von Vorhofflimmern speziell bei Arteriosklerose beeinflußt, weniger ältere Anfälle, sehr lange bestehende gar nicht. Ebenso ist das Vorhofflimmern beim Morbus Basedow der Chinintherapie in frischen Fällen zugänglich. Auch bei Extrasystolen wird von Wenckebach Chinin, häufig kombiniert mit Strychnin und kleinen Dosen Digitalis, gegeben. Winterberg gibt intravenös Chinininjektionen mit großem Erfolg bei paroxysmaler Tachycardie. Die Dosierung ist 0,25 bis 0,50 Chininum bimuriaticum. Versagt es in einzelnen Fällen, so führt Winterberg dies auf zu geringe Dosierung zurück, die jedoch aus Gründen der Vorsicht geboten ist. Auch kann man das Chinin bei paroxysmaler Tachycardie prophylaktisch innerlich geben. Seit Winterbergs Therapie der paroxysmalen Tachycardie wird Chinin auch bei vielen anderen Tachycardien verordnet. Doch ist bei den unter normaler Führung des Sinusknotens verlaufenden Tachycardien zu berücksichtigen, daß der Sinusknoten dem Chinin gegenüber am widerstandsfähigsten ist, und daß erst größere Gaben auch die normale Pulsfrequenz herabsetzen. Chinin setzt auch den Blutdruck herab und wird speziell von Singer und Winterberg bei verschiedenen Dyspragien als blutdruckherabsetzendes Mittel empfohlen.

Die Opiate nehmen seit langer Zeit einen breiten Raum in der Linderung schwerer Herzzustände ein. Bezüglich des Morphiums sind wir speziell durch Untersuchungen von Kauders und Porges in der Anwendung bei Herzkranken vorsichtiger geworden. Wir sind uns bewußt, daß bei anoxaemischen Zuständen (schwerer Stauungslunge, Lungenoedem, Emphysem, auch Cheyne-Stokes) das Morphium durch seine reflexherabsetzende Wirkung auf das Atemzentrum häufiger schweren Schaden stiftet, und die Patienten oft nach einer einzigen und mäßigen Dosis von Morphium zugrundegehen können. Daher haben wir es hier nur im äußersten und unausweichlichen Notfall angewendet, z. B. bei Lungenoedem und Stenocardie. Vorsichtigerweise kombiniert man nach allgemein üblichem Vorgehen Coffein mit Morphium, da hier die zentralreizende Wirkung des Coffein der hemmenden des Morphiums entgegensteht. Hingegen wirkt das Morphium niemals schädlich bei echtem Asthma cardiale, wo es das souveräne Mittel ist. Bei jenen Herzzuständen, die ohne Anoxaemie einhergehen, wie Angina pectoris, besteht selbstverständlich in den Atmungsverhältnissen keine Kontraindikation gegen das Morphium. Etwas milder als das Morphium wirkt eine Kombination von Morphium 2%, Dionin 3% und Skopolamin 0,025% (H. Schlesinger). Bedeutend milder noch wirken Eukodal, Dikodid, Pantopon und Domopon. Eine souveräne Stellung nimmt das Morphium bekanntlich in der Behandlung des echten Asthma cardiale ein; wie schon oben angeführt wurde, nehmen Eppinger und seine Mitarbeiter an, daß dieses nächtliche Auftreten der Anfälle des Asthma cardiale auf einer Steigerung der Blutgeschwindigkeit beruhe. Morphium vermindert nun nach den genannten Autoren den beschleunigten peripheren Kreislauf, und diesem Umstande sei die seit langem bekannte glänzende Wirkung des Morphiums bei dieser Krankheit zu verdanken.

Das Papaverin wurde nach Pal als ein den Tonus, speziell auch den Gefäßtonus herabsetzendes Mittel empfohlen; es wirkt gelegentlich, speziell bei starker Extrasteigerung des Blutdruckes. Die Dosierung darf nicht zu klein sein, um wirksam zu sein; größere intravenöse Dosen sind gefährlich. Wir geben 0,04 subcutan. Intravenös sahen wir manchesmal bei größeren Dosen schwere Kollapse, auch Todesfälle auftreten.

Das Benzyl-Benzoat wird als Anti-Spasmodicum in Amerika vielfach bei Hypertonie gegeben. Wir haben uns von einer Einwirkung auf den Blutdruck des Hypertonikers nicht überzeugen können. Ebenso scheint das ihm nahestehende Akineton wenig Wirkung auf den Blutdruck zu haben.

Nitrite werden in verschiedener Form zur Gefäßerweiterung gegeben. Unzweifelhaft vorzüglich ist die Inhalationswirkung des Amylnitrites, das in vielen Fällen von Angina pectoris die Anfälle direkt kupiert. Die gleichfalls sehr bewährte Nitroglyzerintherapie hat in den letzten Jahren eine neue Darreichungsform gefunden. Es wird von der alkoholischen Lösung (1%) ein Tropfen[1]) auf die vorgestreckte Zunge gegeben, und diese perlinguale Form der Darreichung scheint an Promptheit der stomachalen überlegen zu sein. Auch die chronische Darreichung von Nitroglyzerin bei Angina pectoris empfiehlt sich; Lichtwitz[2]) gibt es als Vorbeugungsmittel, speziell wenn der Anfall zu erwarten ist, was ja bekanntlich manche Patienten sehr genau wissen. So deutlich und wirksam die Nitrittherapie speziell im Anfall der Angina pectoris ist, so wenig klar ist die Ursache dieser Wirkung. Wo eine anatomische Coronarerkrankung vorliegt, ist die gefäßerweiternde Wirkung des Nitroglyzerins begreiflicherweise am Platze. Die Coronargefäßerkrankung ist jedoch nur in einem Teil der Fälle die Ursache der Angina pectoris, und wir dürfen aus dem Erfolg der Nitroglyzerintherapie in jenen Fällen, bei denen keine Coronargefäßerkrankung vorliegt, nicht, wie dies gelegentlich geschieht, einen Spasmus in den Kranzgefäßen erschließen, den Wenckebach ablehnt (Rich. Singer)[3]). In diesen Fällen nimmt Wenckebach, worauf wir noch im folgenden zurückkommen, eine Erkrankung im Anfangsteil der Aorta als Ursache der Angina pectoris an (Aortalgie R. Schmidt). Die günstige Wirkung des Nitroglyzerins führt Wenckebach bei den Anginaanfällen dieser Gruppe auf die Herabsetzung des erhöhten Blutdruckes zurück, welche diese Anfälle begleitet. Wenig wirksam scheint das Natrium nitrosum innerlich zu sein. Hingegen wurden bei fortgesetzter subcutaner und intravenöser Therapie von Natrium nitrosum bei hohem Blutdruck und intermittierendem Hinken Blutdrucksenkungen und günstige Einwirkungen gesehen, wenn diese auch vielfach nur vorübergehender Art sind. Desgleichen sahen wir, ähnlich wie dies in der Literatur beschrieben wird, von Nitroskleran-Injektionen (speziell bei intravenöser Applikation) vorübergehende Blutdruckherabsetzungen und Beseitigung lästiger Beschwerden. Die gefäßerweiternde Wirkung des Diuretins (Theobromin) brauche ich hier wohl nur flüchtig zu streifen.

Die Diuretica wurden im vorausgehenden Vortrag abgehandelt. Auf einige Spezialfragen in der Hypertoniebehandlung kommen wir im nächsten Vortrage, der die Nierenkrankheiten behandelt, zurück.

---

[1]) Neisser E. (Therapie der Gegenwart, S. 235. 1925), weist darauf hin, daß auch viele andere Medikamente bei der von Mendel vorgeschlagenen Therapie perlingual wirksam sind: so Atropin bei spastischen Magen-Darmzuständen, salicylhältige Tabletten, Aspirin, Atophan und Kombinationen desselben bei schmerzhaften Gelenksaffektionen. Er nennt diese Therapie „Reizstillungstherapie".

[2]) Lichtwitz: Arzneitherapien der Funktionsanomalien der glatten Muskulatur. Klin. Wochenschr., S. 2353. 1925.

[3]) Singer Rich.: Experimentelle Studien über die Schmerzempfindlichkeit des Herzens und der Gefäße und ihre Beziehung zur Angina pectoris. Wien. Arch. f. Inn. Med., XII. Bd., S. 193. 1926.

Die Jodtherapie des Herzens und der Gefäße, speziell der Arteriosklerose, ist durch den Umstand in Mißkredit gekommen, daß ihre Erfolge wenig sinnfällig sind, hingegen ein Jodismus in unseren Gegenden häufig provoziert wurde. Wir teilen die Ansicht, daß man Jod (stets vorsichtig!) nur Fettleibigen, nicht aber mageren Menschen gibt. Ob Luetiker Jod besser vertragen als Nichtluetiker, was auch manchmal behauptet wird, mag dahingestellt bleiben. Häufig machen wir bei der Lues des Herzens und der Gefäße von der Salvarsantherapie Gebrauch. In der Dosierung folgen wir den Angaben von Müller-Deham, indem wir mit 0,05 Neosalvarsan beginnen und bei jeder Injektion ansteigen, und zwar auf 0,1, 0,15, 0,20, 0,30 und im ganzen 3 g Neosalvarsan geben. Wird diese einschleichende Art der Salvarsantherapie nicht beobachtet, dann besteht die Gefahr der Herxheimer-Reaktion in den Gefäßen des Herzens. So sahen wir früher häufig bald nach der Salvarsaninjektion schwere Anginaanfälle auftreten, an denen die Kranken zugrundegingen. Jetzt sehen wir dies fast niemals. Auch die Quecksilbertherapie wird viel geübt. Speziell dort, wo es auch auf Diurese ankommt, geben wir das Hg in Form von Novasurol und Salyrgan. Über die Wismuttherapie der Syphilis des Herzens und der Gefäße liegen wenig Erfahrungen vor. Es scheint kein besonderer Vorteil bei diesen Formen der Lues gegenüber den bisher üblichen Therapien zu bestehen. Warnen möchte ich vor gleichzeitiger Darreichung von Novasurol und Salvarsan, sowohl in der üblichen Mischspritze als auch am selben Tage. Herzkranke, speziell mit Stauungsorganen, vertragen dies nur gut, wenn die Injektion nicht am selben Tage gemacht wird. Das Gegenteil ist schädlich.

Kurz gestreift sei hier noch die Frage, was wir mit der antiluetischen Therapie bei der Syphilis des Herzens und besonders bei der Mesaortitis luetica erreichen können. Es schwindet nicht immer, aber doch in vielen Fällen der anginöse Schmerz bei der Mesaortitis luetica ,und selbst häufige Attacken können durch eine entsprechende Behandlung beseitigt werden. Treten die Anfälle nach Aussetzen der Behandlung wieder auf, so kann eine neuerliche, in üblicher Weise periodisch durchgeführte antiluetische Behandlung, speziell die oben erwähnte Salvarsantherapie, ein Verschwinden der anginösen Beschwerden herbeiführen. Die groben anatomischen Veränderungen der Aorta, die wir klinisch feststellen können, bleiben natürlich trotz der eben geschilderten günstigen Beeinflussung der Schmerzen bestehen. Daß jedoch dem Verschwinden der obengenannten subjektiven Beschwerden die Beeinflussung feiner anatomischer Prozesse im Herzen und in den Gefäßen zugrundeliegt, daß speziell gummöse Veränderungen im Herzen und in den Gefäßen, ferner neuritische und perineuritische Infiltrationen beseitigt werden, ist wohl sehr wahrscheinlich (G. Hubert)[1].

---

[1]) Hubert G.: Therapeutisch Erreichbares bei der Aortensyphilis. Klin. Wochenschr., S. 2211. 1925.

Hiemit hätten wir das Wichtigste über die medikamentöse Therapie besprochen. Über die Behandlung der Endocarditis acuta wurde im Vortrag III bereits gesprochen.

Die Sauerstofftherapie der Herz- und Gefäßkrankheiten ist in letzter Zeit stark beschränkt worden. In der Luft ist genügend Sauerstoff vorhanden, um das Blut zu sättigen. Wird es zu wenig gesättigt (Anoxaemie), so hängt das von anderen Faktoren ab als von der O-Zufuhr. Manche Kranke mit Dyspnoe sind jedoch von der Sauerstoffinhalation befriedigt. Der Mechanismus dieser subjektiv und manchmal auch objektiv nachweisbaren Einwirkung der Sauerstoffinhalation ist nicht leicht zu erklären. Sauerstoff wirkt reizend auf das Lungengewebe. Möglich, daß hiedurch eine Vertiefung der Atmung auftritt und in ihrem Gefolge eine bessere Zirkulation. Auch wird die Atmung beruhigt. Bei dem Cheyne-Stokes-Symptomenkomplex sah S. Wassermann günstige Einwirkung von Sauerstoffinhalation. In jüngster Zeit wurde ein neues Anwendungsgebiet für die Sauerstoffinhalation empfohlen: Im Hochgebirge geht der Blutdruck in die Höhe und A. Löwy bringt das neuerdings mit dem niedrigen Sauerstoffpartiardruck zusammen. Bei Sauerstoffinhalation geht der Blutdruck wieder auf die Norm herunter. Letzteres Moment der Erniedrigung des Blutdruckes durch Sauerstoffinhalation wurde auch in Berlin (Simon)[1]) versucht, und in einzelnen Fällen ein leichtes Heruntergehen des Blutdruckes beobachtet. Wir fanden bei stichprobeweisen Nachprüfungen dieser Therapie kein nennenswertes Heruntergehen des Blutdruckes.

Von systematischer Atmungstherapie machen wir bei jenen cardialen Symptomen, welche durch Emphysem oder Asthma bronchiale hervorgerufen werden und manchmal zu einem Zwerchfelltiefstand führen, Gebrauch. Wir kommen bei der Lungentherapie darauf noch zu sprechen. In diesen Fällen ist es unser Bestreben, das Zwerchfell durch geeignete Atmungstherapie in die Höhe zu bringen (Hofbauer). Das Umgekehrte suchen wir bei jenen Herzbeschwerden zu erzielen, die durch Meteorismus bedingt werden, wobei allerdings zu bemerken ist, daß der Meteorismus sowohl durch vermehrte Gasbildung als auch durch mangelhafte Resorption von Gasen bedingt wird (Walko)[2]). Das letztere ist bei zirkulatorischen Störungen im Abdomen der Fall (A. Schmidt). Der Hypotonus der Gefäße im Splanchnicusgebiet sowie auch der Darmwand führt zu mangelhafter Resorption von Gasen. In allen diesen Fällen kann ein lästiger Zwerchfellhochstand bestehen, und wir versuchen durch systematische tiefe Inspirationen den Zwerchfellhochstand zu bekämpfen.

Aderlässe sind ein wichtiger Behelf von Herz- und Gefäßkrankheiten. Ihre Allgemeinwirkung wurde im ersten Vortrag besprochen.

---

[1]) Simon H.: Beeinflussung des Blutdruckes durch Sauerstoff. Klin. Wochenschr., S. 1910. 1925.

[2]) Walko: Über Plethora abdominalis. Wien. Arch. f. innere Med., X. Bd., S. 609. 1925.

Wir können den venösen Kreislauf und somit das rechte Herz entlasten (Aderlässe bei Emphysem) oder den arteriellen Blutdruck in meist vorübergehender Weise für einige Stunden oder einige Tage herabsetzen. Es wurde schon darauf hingewiesen, daß es auf eine solche Herabsetzung des Blutdruckes in den Zeiten des konstant erhöhten Druckes ohne objektive oder subjektive Beschwerden nicht ankommt, daß diese vielleicht sogar schädlich wirkt, daß aber dann, wenn solche Beschwerden auftreten, die einem Extradruck entsprechen, wie erhöhter Hirndruck, Kopfschmerz, Schwindel, Erbrechen, Blutungen aller Art, ein Aderlaß sehr am Platze ist, um diese außertourliche Erhöhung des Blutdruckes herabzusetzen, die drohende Gefahr einer Apoplexie zu bannen etc. Daß wir uns von dem diuretischen Effekt des Aderlasses nicht überzeugt haben, wurde gleichfalls erwähnt. Auch über Infusionen in verschiedener Form und für verschiedene Zwecke wurde im ersten Kapitel berichtet: Besteht eine Dilatation der Gefäße (Infektion, Intoxikation, Kollaps) oder aber eine Vasomotorenlähmung, so ist an eine Auffüllung des Gefäßsystems zu denken. Für diese Zwecke kommt eine Infusion mit Kochsalz-Ringerlösung, welche äquilibrierte Ionen enthält, oder besser Normosal in Betracht; sonst besteht die Gefahr, daß das Herz sich sozusagen durch mangelhafte Füllung „leer arbeitet". Bluttransfusionen können wegen Gefahr der folgenden Schockwirkung bei Herzinsuffizienz für diesen Zweck nicht verwendet werden. Die Traubenzuckerinfusion soll leicht verbrennliches Material dem Herzen zuführen (nach Büdingen) und auf diese Weise die Herzkraft heben. Doch ist mit Recht darauf verwiesen worden, daß sich die Herzkraft bessert, bevor noch eine nachweisbare Verbrennung des Traubenzuckers stattfindet. Es muß sich daher hier um andere Auswirkung der Traubenzuckerinfusion handeln. Stejskal hat speziell bei Lungenoedem hyperosmotische Traubenzuckerlösung empfohlen, und die von ihm angegebenen Erfolge sind verschiedentlich bestätigt worden. Auch bei akuter Endocarditis und bei Pneumonie, wird hypertonische Traubenzuckerlösung gegeben, wobei neben der reinen Herzwirkung auch ein unspezifischer Faktor in der Bekämpfung der Infektionskrankheiten zur Geltung kommen mag. Nach Erich Meyer[1]) werden 10 cm^3 10 bis 20% Traubenzuckerlösung bei spastischen Zuständen, z. B. bei intermittierendem Hinken oder auch bei Angina pectoris gegeben. Nach E. Meyer und H. Handovsky wird die vasokonstriktorische Wirkung des Serums (am überlebenden Gewebe geprüft) durch Traubenzucker aufgehoben bzw. in ihr Gegenteil verwandelt. Es dürften die Blutkolloide durch den Traubenzuckerzusatz beeinflußt werden.

Die Balneotherapie spielt seit jeher eine große Rolle in der Behandlung der Herzkrankheiten. Tausende Kranke pilgern alljährlich in die CO_2-Bäder. Obwohl viele von ihnen die Heilwirkung dieser Bäder günstig empfinden, so kann doch nicht verschwiegen werden, daß auch

---

[1]) Meyer E.: Kolloidoklastische Reaktion. Klin. Wochenschr., S. 1352. 1925.

Verschlechterungen durch diese Bäderkuren vorkommen. Die Ursache dieser Erscheinung ist darin zu suchen, daß die Patienten oft wahllos und ohne richtige Indikationsstellung in die betreffenden Bäder geschickt werden. Eine Herzinsuffizienz, eine Kreislaufinsuffizienz gehört nicht in den Badeort und noch weniger in eine Badekur. CO_2-, O_2- und Luftbäder leisten Gutes bei kompensiertem Herzen, beim nicht völlig kompensierten Herzen ist äußerste Vorsicht am Platze. Natürlich wird auch der periphere Kreislauf, daneben auch die nervöse Komponente sehr günstig beeinflußt. Durch den Hautreiz des Bades vollzieht sich eine Gefäßerweiterung in der Peripherie, eine Kontraktion der Gefäße des Portalgebietes, daher steigt der Blutdruck zunächst an; warme Bäder sollen den Blutdruck erniedrigen. Unleugbar handelt es sich hier um eine Übungstherapie, bei der zu bedenken ist, daß sie mit großer Vorsicht zu dosieren ist. Wie eingreifend die Wirkung von Bädern ist, hat jüngst E. Freund [1]) gezeigt. Venöses Blut wird im heißen Bade dem arteriellen ähnlich, ebenso nach Trinken von heißem oder kaltem Wasser. Kohlensäurebäder setzen den Gehalt des Blutes an Sauerstoff herab, obwohl die Haut gerötet ist. — Franz M. Groedel [2]) nimmt eine Stauung der CO_2-Abgabe in der Haut im CO_2-Bade an. Nicht zu unterschätzen ist auch die mechanische Übungstherapie in manchen Herzheilbädern. Als Indikation für die Bäder und Badeortbehandlung müssen wir kompensierte Vitien gelten lassen, soferne sie überhaupt eine Behandlung benötigen. Aber auch mäßige Hochdruckzustände gehören hieher. Ängstliche Menschen mit Pseudoangina, ferner mit Plethora abdominalis ohne ernstliche Hochdruckzustände werden gleichfalls günstig beeinflußt.

Die chirurgische Behandlung verschiedener Erkrankungen des Herzens und der Gefäße ist in den letzten Jahren Gegenstand vielfacher, noch nicht abgeschlossener Diskussion gewesen. Abgesehen von älteren Operationen am Herzen bei Herzverletzung, ferner der Mobilisation der vorderen Brustwände, ausgedehnter Rippenresektion (nach Brauer), bei adhaesiver Pericarditis bei Concretio cordis, hat die Chirurgie der Herznerven und ihre Diskussion, die in den letzten Jahren durchgeführt wurde, großes theoretisches sowie praktisches Interesse. Es handelt sich bei allen um nervöse Reflexwege des Schmerzes bei der Angina pectoris. Für diese Zwecke wurde speziell ein kleiner chirurgischer Eingriff von Mandl und Brunn, von Pal empfohlen, die paravertebrale Novokain-Injektion. Durch diese können die Rami communicantes zwischen den großen Ganglien des Sympathicus und des Rückenmarks unterbrochen werden. Die Erfolge sind im Falle der Angina pectoris zufriedenstellend (Mandl und Brunn), dennoch auch bestritten worden (Eppinger). Nach Pal wird nicht nur die Schmerzleitung blockiert, sondern auch der Muskeltonus in dem Er-

---

[1]) Freund E.: Baln. Kongreß, Karlsbad. 1925.

[2]) Groedel F. M.: Die physik. Therapie der Herz- und Gefäßkrankh. Berlin: Julius Springer. 1925.

folgsorgan (z. B. Gallenblase, Magen, Herz) herabgesetzt. Unter Umständen kann somit nach Pals Meinung diese Therapie eine aetiologische sein. Es wurden ferner auch größere Eingriffe an der Reflexbahn, die die Schmerzen bei Angina pectoris leiten dürfte, durchgeführt. Eppinger und Hofer durchschnitten einen Vagusast, den Nervus depressor, dessen receptorische Endigungen in dem aufsteigenden und Bogenteil der Aorta liegen, also dort, wo nach Wenckebach der Anginaschmerz seinen Ausgang nimmt. Der Depressor führt wohl auch in wechselnder Menge sympathische Fasern, ist jedoch der Hauptsache nach ein vagischer Nerv. Es wurde ungefähr in einem Dutzend Fälle in zwei Sitzungen rechts und links der Depressor durchschnitten. Leider ist jedoch der Nerv selbst von den geübtesten Händen sehr schwer auffindbar. Es wurde ferner eine Exstirpation der Halsganglien und des oberen Brustganglions (Ganglion stellatum) des linken Halssympathicus vorgenommen und bei Versagen dieses Eingriffes auch jene der anderen Seite. Die Mortalität dieser Operation ist nicht groß, doch ist in den folgenden Monaten mancher Todesfall aufgetreten[1]) (von über 100 Fällen nach Brünnings Statistik). Hier müssen wohl noch weitere Erfahrungen die bisherigen ergänzen, bevor eine definitive Beurteilung der vorgeschlagenen Therapie möglich ist. Zu erwähnen ist endlich die periarterielle Sympathektomie nach Leriche, deren Hauptindikationsgebiete trophische Störungen bei Arteriosklerose, Endarteriitis etc. sind. Auch das intermittierende Hinken wird in den Bereich dieser Indikation gezogen. Ihr Zweck soll eine bessere Durchblutung des betreffenden Gefäßgebietes sein, da der Vasoconstriktorentonus durch Exstirpation der in der Adventitia verlaufenden Gefäßbahn herabgesetzt werden soll. Die Erfolge sind sehr wechselnd, zum Teil vielleicht deshalb, weil die veränderten Gefäße anders und wenig reagieren, und ihre Funktion nicht wieder restituierbar ist.

Zur chirurgischen Therapie der Herzkrankheiten müssen wir die Tonsillektomie rechnen, deren hervorragende Erfolge beim rezidivierendem Gelenksrheumatismus, bei der septischen Angina oder sympathischen Endocarditis heute wohl unbestreitbar sind, wenigstens insofern, als Rezidiven der genannten Leiden hiedurch mit relativ großer Sicherheit vermieden werden. Bestehende Krankheiten, wie die obenerwähnten, und wohl auch akute Nephritis, allgemeine Sepsis etc. werden durch eine Tonsillektomie in der Regel nicht beeinflußt. Daß der operative Eingriff eine oft vorübergehende Verschlechterung der genannten Zustände herbeiführen kann, ist allgemein bekannt, und daher gilt es als klinische Regel, die Tonsillektomie möglichst im Stadium à froid durchzuführen. Es soll womöglich kein Fieber bestehen, keine rheumatischen Beschwerden, keine Haematurie etc.

---

[1]) Brünning: Chirurgie der Erkrankungen des Herzens und der Gefäße. Klin. Wochenschr., S. 228. 1925.

Achter Vortrag

Therapie der Nierenkrankheiten

M. H.! Die moderne Klinik der Nierenkrankheiten, die unter Volhards Führung einen so bedeutsamen Aufschwung genommen hat, steht im Zeichen der untrennbaren funktionellen Vereinigung der Niere mit dem ganzen Kreislaufapparate und den Geweben, der sogenannten Vorniere, soweit diese als Speicherung und Abgabedepots für Wasser und Salze etc. in Betracht kommt und insofern sie anderseits durch die Tätigkeit ihrer Blutgefäße am Blutdruck teilnimmt; namentlich durch den letzteren ist auch das Herz als Organ innig mit dem Nierenapparat verbunden. Jedes therapeutische Vorgehen muß dieser so wichtigen Erkenntnis folgen. Jede Nierenschädigung kann rückwirkend auf Kreislauf und Gewebe wirken und umgekehrt kann sich die Störung des Herzkreislaufapparates und des Gewebes (der Vorniere) in der Nierentätigkeit manifestieren. Demnach müssen die drei Organe bzw. ihre Krankheitssymptome einzeln und zusammen in der Behandlung der Nierenkrankheit streng berücksichtigt werden; die Wechselbeziehungen in diesem Organsystem sind auch derart rege, daß, streng genommen, unsere Funktionsprüfungen nur unvollständig ausreichen, um sie zu scheiden. Wenn z. B. bei der essentiellen Hypertonie, bei der eine anatomische Erkrankung der Glomeruli nicht nachzuweisen ist, dennoch in so vielen Fällen die Wasser- und Salzausscheidung darniederliegt (Klein, Kisch), was ist hier funktionell geschädigt? Die Vorniere, die zu wenig Wasser anbietet, oder die Niere, die es nicht ausscheidet? Ist die Verdünnungsfunktion erhalten, so nehmen wir ein mangelndes Angebot von Wasser an die Niere an — es ist demnach die Vorniere geschädigt — die Niere selbst in dieser Hinsicht intakt. Nur wenn bei derartigen Funktionsstörungen eine Hydraemie nachweisbar ist, wissen wir, daß eine Nierenschädigung vorliegt. Auch können wir bei der Stauungsniere heute nocht nicht sagen, inwiefern das Wasserangebot aus den Wasserdepots (Leber etc.) geringer ist, und wie weit die venöse Stauung im Glomerulusapparat selbst die Nierensekretion hemmt.

Für die Zwecke der Therapie ist jedoch eine Trennung der Funktion der Niere und der Vorniere im allgemeinen weder nötig noch möglich. Auf einzelne Ausnahmen werden wir später noch zurückkommen. Was wir klinisch als Funktionsprüfung der Niere vornehmen und was zum Teil eine Prüfung der Niere plus Vorniere ist, gibt uns einen Überblick über die Ausscheidung des Nieren- und Vornierensystems überhaupt. Der große Fortschritt der von Volhard angegebenen Funktionsprüfungen ist, daß sie auf der physiologischen Leistung dieses Systems aufgebaut sind. Unsere klinische Untersuchung prüft — wie schon erwähnt — die Wasserausscheidung durch die Niere, das Wasserangebot an die Niere bzw. die Wasserretention im Gewebe, ferner die Kochsalzausscheidung durch die Niere und endlich die Harnstoffausscheidung. Andere unphysiologische Funktionsprüfungen, die früher angegeben wurden, wie die Milchzuckerprobe, werden heute klinisch nicht mehr verwendet. Die Nyirische Probe mit Thiosulfat plus Jodausscheidung sagt unzweifelhaft manches über die Nierenfunktion aus, aber gerade für die Therapie bleibt die Prüfung auf die physiologische Nierenfunktion das Wichtigste. Die Nierenfunktionsprüfung, der Zweistundenversuch, der Wasserversuch, der Konzentrationsversuch sind heute so allgemein verbreitet, daß ich hierüber nichts zu sagen brauche. Ebenso die Rest-N-(Reststickstoff-)Bestimmung, wobei wir allerdings bekennen müssen, daß es nicht so wenige Fälle gibt, bei denen klinisch uraemische Symptome bestehen, in denen der Rest-N nicht übertrieben hoch ist. Es mag dies daher rühren und wird auch vielfach so gedeutet, daß der Rest-N hier in den Geweben enthalten ist. Daß die Indicanprobe im Serum im allgemeinen aber nicht völlig mit dem Rest-N parallel geht, ist gleichfalls allgemein bekannt und rührt daher, daß Indican leichter ins Blut übergeht, als der Rest-N, der seinerseits wieder eine größere Affinität zu dem Gewebe hat.

In viel schwierigerer Lage, was die Kenntnis der Funktion der Niere anlangt, sind wir dann, wenn infolge des Krankheitszustandes die Funktionsprüfung nicht möglich ist; allgemeiner Hydrops, Fieber, Hyperthyreoidismus beeinflussen die Nierenfunktion bekanntlich derart, daß die Durchführung oberwähnter Funktionsprüfungen nicht möglich ist. In diesen Fällen richten wir dann ausschließlich — und das geschieht ja auch bei anderen Fällen — unser Augenmerk auf die tägliche Harnmenge und das spezifische Gewicht; ist dieses hoch und der Eiweißgehalt nicht sehr hoch, so schließen wir mit Recht daraus, daß die Konzentration der Niere erhalten ist. Ist das spezifische Gewicht niedrig oder seine Höhe aus beträchtlichem Eiweißgehalt zu erklären, dann fehlt das Konzentrationsvermögen. Letzteres ist der Fall z. B. im nephrotischen Harn.

Läßt die Nierenfunktion im allgemeinen einen Einblick in die Tätigkeit des Nieren-Vornierensystems, im besonderen auch Rückschlüsse auf die Tätigkeit der Niere oder Vorniere allein zu, so verfolgen wir außerdem den gestörten Wasserhaushalt durch Beobachtung der Flüssigkeitsansammlungen in den Höhlen und im Unterhautzellgewebe. Ferner verfolgen wir das Körpergewicht. Auf die verschiedenen Oedemtypen wurde im Abschnitt über Wassersucht hingewiesen. Es ist therapeutisch auch bei den Nierenkrankheiten von großer Wichtigkeit, festzustellen, welche Oedemform vorliegt, in dem Sinne, wie dies in dem betreffenden Kapitel ausgeführt wurde; wir werden bei dem rein renalen Oedemtypus der Nephritis (Gesichtsoedem, Hydrothorax, Ascites, sonstige Anasarca) anders vorzugehen haben als bei dem cardialen Typus der Stauung bei Nephrosklerose oder dem pericarditischen Typus uraemischer Pericarditis, dem in gewisser Hinsicht thyreoidogenen Typ der Nephrose (starkes Hautoedem bei geringem Höhlenhydrops). Auch auf das Hirnoedem ist zu achten, bei welchem wir durch Lumbalpunktion viel leisten können.

Wenden wir uns nun der Besprechung der Störungen im Herzkreislaufapparat von Nierenkrankheiten zu; eine normale Herztätigkeit, ein dem Nierenleiden angepaßter, wenn auch erhöhter Blutdruck, ein normales Funktionieren der eigenen arteriellen und venösen Zirkulation der Niere ist Voraussetzung für ihre Tätigkeit. Sinkt die Herzkraft, steigt der venöse Druck, so muß die Herztätigkeit und der arterielle Druck durch Cardiaca (Digitalis, Strophantin-Injektionen, Coffein etc.) behoben werden. In diesen Fall kommen wir häufig bei der Oligurie der Nephrosklerose, der Nephritis und speziell auch der Uraemie. Dabei handelt es sich, wie gesagt, gar nicht um den normalen, sondern auch um den erhöhten, aber im Sinken befindlichen Blutdruck. Sinkende Herzkraft ist in der Regel die Ursache des stark sinkenden, wenn auch erhöht gewesenen Blutdruckes bei Nierenkrankheit, und ihr müssen wir unser Hauptaugenmerk zuwenden.

Doch auch der allzu hohe Blutdruck ist Gegenstand unserer Aufmerksamkeit, ich sage ausdrücklich der zu hohe, nicht der hohe Blutdruck. Ist der hohe Blutdruck nur der Ausdruck der bestehenden Nierenkrankheit, so ist er kein Gegenstand der Behandlung. Heilt die Nierenaffektion, so geht er von selbst herunter. Setzen wir den Blutdruck allein stark herab, so bedingen wir bekanntlich eine Herzinsuffizienz. Wie schon öfter erwähnt, gilt das nicht nur für die Hypertonie der Nephritis, sondern auch für die essentielle Hypertonie. Besteht jedoch ein zu hoher Blutdruck, eine Extrasteigerung desselben wie bei der Eklampsie, bei dem Schwindel und den pseudouraemischen Zuständen der Nephrosklerose oder der chronischen Nephritis, dann sind die blutdruckherabsetzenden Maßnahmen am Platz: Aderlässe, Theobromin, Chinin, Nitrite etc. Bei erhöhtem Hirndruck, speziell der Eklampsie, kommt auch eine Entlastung durch Lumbalpunktion in Betracht; diese wirkt auch bei dem Kopfschmerz der Uraemie günstig.

Im Voranstehenden haben wir einen ganz kurzen Überblick über jene Gesichtspunkte gegeben, welche uns in der Behandlung der Nierenkrankheiten zu leiten haben, und die Frage erhebt sich nun: was können wir bei bestehender Nierenkrankheit leisten? Die Antwort lautet: Unsere Aufgabe ist es, das Herz optimal arbeiten zu lassen, zunächst die Zirkulation der Niere und der Vorniere auf größtmöglicher Höhe zu erhalten und den Blutdruck weder zu hoch noch zu niedrig gehen zu lassen. Was die Ausscheidungsfunktion der Niere-Vorniere anlangt, haben wir streng auf ihr Leistungsvermögen zu achten und ihr nur so viel zuzumuten, als auch geleistet werden kann. Keine Überarbeitung darf stattfinden, äußerste Schonung ist notwendig. So müssen wir die Behandlung der reinen Ausscheidungsfunktion der Vorniere-Niere, wobei wir zunächst vom Herzkreislaufapparat absehen, als Schonungstherapie bezeichnen. Aber nur als Schonungstherapie, oder gibt es auch eine Reiztherapie, eine Leistungssteigerung der Ausscheidungsfunktion? Die eben aufgeworfene Frage führt uns natürlich auf die Diuretica, die wir in einem eigenen Vortrag besprochen haben. Aus diesem ist hervorgegangen, daß es reine Nierendiuretica kaum geben dürfte, daß sie alle Vorniere-Nierendiuretica sind und die Funktion beider Apparate steigern. Dabei ist zu berücksichtigen, daß die Ausscheidungsfunktion durchaus nicht gleichmäßig für Wasser und Salz gesteigert werden kann, daß die Ausfuhr von Kochsalz und Wasser regelmäßig und in erster Linie durch Diuretica erfolgen kann, während die der anderen Salze und speziell die des Harnstoffes nur in unzulänglicher und unregelmäßiger Weise gesteigert wird. Was die Wahl des Diureticums anlangt, so wurde gleichfalls im Abschnitt über die Diuretica hierüber gesprochen, und es soll hier nur kurz erwähnt werden, daß eine bestehende Uraemie eine Kontraindikation gegen die Verwendung von Urea, eine Haematurie oder Herzinsuffizienz gegen Thyreoidea, eine glomeruläre Nephritis eine Kontraindikation gegen die Verwendung von Novasurol, Salyrgan oder zellreizenden Diureticis (Purinkörpern) darstellt. Außer den Diureticis stehen uns noch ableitende Maßnahmen zur Verfügung, die die Niere entlasten sollen. Durch abführende Maßnahmen steigern wir die Darmtätigkeit. Wir haben pflanzliche Abführmittel, die die Niere nicht reizen. Diaphoretisch (schweißtreibend) dürfen wir im allgemeinen nur wirken, wenn keine ernstere Uraemie besteht, da wir sonst den Rest-N noch eindicken (vgl. u.). Gewarnt werden muß vor der Verwendung von Pilocarpin als schweißtreibendes Mittel, da der Effekt häufig ein guter ist, die Patienten sich jedoch selbst nach sehr kleinen Dosen äußerst schwach und elend fühlen. Schwierig ist es, den Durst zu bekämpfen. Neucesol kann versucht werden.

Spezielles. Bevor wir auf die Behandlung der einzelnen Formen der Nierenkrankheiten eingehen, wollen wir die Therapie einzelner Zustände besprechen.

Im Abschnitt über Aderlässe, ferner in den Vorträgen über Herz- und Gefäßkrankheiten hatten wir manches über die Wege der Blutdruckerniedrigung gesagt; so erübrigt es sich, hier nochmals darauf hinzuweisen, daß nicht nur bei Nephritis, auch in vielen Fällen von Arteriosklerose, vielleicht auch, wie Pal angibt, bei zahlreichen Fällen von arterieller Hypertension der Blutdruck nicht herabgesetzt werden darf, ohne Störungen, speziell in der sekretorischen Leistung der Niere herbeizuführen. Sehen wir doch oft gerade in jenen Fällen, wo die Blutdrucksenkung auf Herzschwäche zurückzuführen ist, die Nierentätigkeit sinken, und wir müssen daher in diesen Fällen für ein In-die-Höhe-Gehen des Blutdruckes sorgen. Anderseits können wir doch bei vielen Fällen von essentieller Hypertonie durch Bettruhe, Reduktion der Nahrungsaufnahme, Herabsetzung der Flüssigkeits- und Wasserzufuhr den Blutdruck oft beträchtlich herabsetzen, ohne daß hiebei eine Störung des Wohlbefindens stattfindet. Auch psychische und nervöse Beruhigung trägt bekanntlich hiezu das ihrige bei; für letztere können wir auch medikamentös sorgen. Wir geben als Beruhigungsmittel Brom; Lichtwitz empfiehlt Adalin (zweimal täglich 0,5 oder drei bis viermal 0,25 g), oder Chloralhydratklysmen (1,5 bis 3 g), wobei diese Substanzen auch gefäßerweiternd auf die Niere und gleichzeitig etwas diuretisch wirken. Durch Gefäßerweiterung auf die Niere wirken kleine Digitalisdosen (dreimal 0,02 pulvis foliorum) herabsetzend auf den Blutdruck. Allerdings geht mit dieser Erweiterung auf die Nierengefäße bekanntlich eine Verengerung im Splanchnicusgebiet einher; dennoch kann das erstere Moment überwiegen. Häufig empfiehlt sich eine Kombination von Digitalis mit Chinin (dreimal 0,1 täglich), welche ja auch blutdruckherabsetzend wirkt. Von letzterem, den Nitriten, dem Benzyl-Benzoat, dem Akineton, Theobromin und Papaverin war im Vortrag über Herz- und Gefäßmittel die Rede.

Vom Aderlaß haben wir im ersten Vortrag ausführlich gesprochen. Daß periodische Aderlässe keinen ersichtlichen Sinn haben, wurde gleichfalls dort erwähnt. Lumbalpunktion (nach Kahler) entlastet im Falle von zentral bedingtem Hochdruck das Gehirn und führt unter Umständen zur Blutdrucksenkung.

Von neueren Behandlungsverfahren wäre das Hypotonin (Munk), ein isovaleriansaures Präparat zu erwähnen. Rusznіak hat Schwefelölbehandlung (Sulfolein der Firma Egger in Budapest) empfohlen. 1, 3, 5, 7, 10 cm^3 der $1^0/_0$igen Öllösung werden im Abstande von drei bis fünf Tagen intramuskulär injiziert. Die Injektionen machen Fieber und sind schmerzhaft. Abends wird 0,5 Veronal gegeben. Auch Lichtwitz (l. c. 284) sah in einem Falle Heruntergehen des Blutdruckes bei geringeren Schwefeldosen und fehlender Fieberwirkung. In dieselbe Gruppe — also in die der unspezifisch wirkenden Substanzen, die wir schon im zweiten Vortrag behandelt haben — gehören wohl auch die auf Blutdruckerniedrigung abzielenden Versuche mit Hilfe von Injektionen eiweißhältiger Substanzen (Proteine, Depressin [Colibakterien] nach Zülzer).

Daß vorsichtige Lichtbehandlung (natürliche und künstliche Höhensonne) gleichfalls den Blutdruck herabsetzen kann, ist bekannt. Bei allzu starker Hypertonie wird man jedoch die auf diese Weise hervorgerufenen Schwankungen im Gefäßtonus vermeiden. O- und CO_2-Bäder von indifferenter Temperatur dienen gleichfalls dazu, Blutdruck herabzusetzen.

Oligurie und Oedeme. Oligurie kann mit und ohne Oedem einhergehen und ebenso können Oedeme nicht nur ohne Oligurie, sondern auch mit Polyurie auftreten. Auf die Oedembehandlung wollen wir hier nicht neuerdings eingehen, da wir doch diesem Gegenstand einen eigenen Vortrag gewidmet haben (sechster Vortrag). Hier wollen wir uns nur speziell der Besprechung der Oligurie zuwenden. Wir bekämpfen die Oligurie durch Regelung der Flüssigkeitszufuhr. Haben schon von Noorden und Volhard mit aller Strenge darauf hingewiesen, daß ihre Einschränkung äußerste Schonung der Niere bedeutet, ihre Zufuhr Nierenbelastung, und hat speziell Noorden bei akuter Nephritis Hunger- und Durstkur als wirksamste Form der Nierenschonung eingeführt, so äußert sich neuerdings Lichtwitz (l. c. S. 10): „Das Prinzip der Schonung ist bei der Niere, wie kaum bei einem anderen Organ, nach genauer quantitativer Messung anwendbar; nicht selten, auch in vielen Fällen von akuter Nephritis, trifft man Verordnungen von strengster Schonungsdiät, verbunden mit Zufuhr von großen Mengen Wasser, Tee etc. zum Zwecke der Durchspülung. Da aber die Wasserabscheidung die Niere mit viel Arbeit belastet (nachgewiesen am Sauerstoffverbrauch) steht eine solche Verwendung mit dem Prinzip der Schonung im Widerspruch und kann nicht immer als richtig anerkannt werden.

So ist die Flüssigkeitsbeschränkung bis zur Entziehung in den meisten Fällen die Regel.“ Bei Behandlung der Oligurie bei Nierenkrankheiten kann bei lange bestehender Oligurie die Harnausscheidung als Maß für die Flüssigkeitszufuhr gelten. Die Flüssigkeitsbeschränkung gilt ferner als Regel in jenen Fällen, wo wir z. B. bei Hypertonie eine Nierenbelastung vermeiden und eine Nierenschonung betreiben wollen. Wir machen jedoch ab und zu eine Ausnahme von der eben beschriebenen Regel. Erstens versuchen wir — falls wir beim nichtoedematösen Nephritiker durch Flüssigkeitsbeschränkung nichts erzielen, die Diurese, stets unter Messung der täglichen Harnmenge, durch eine — wenn auch beschränkte Flüssigkeitszufuhr (eventuell hypodermatisch, vgl. Infusionen, Kapitel 1) zu heben. Noch energischer geschieht das im Volhardschen Wasserstoß. Wir lassen den Patienten zwei bis drei Tage dursten, um ihm am Morgen des 3. oder 4. Tages 1 bis $1^1/_2$ Liter Tee zu verabreichen. Nach Volhard geht durch diesen Wasserstoß nicht nur die Anurie, sondern durch Behebung des ischaemischen Spasmus auch die Nephritis zurück. Doch sind in vielen Fällen, bei denen der Wasserstoß zu keinem Erfolg führte, auch Verschlechterungen gesehen worden. Eine dritte Ausnahme der oben erwähnten Regel bilden in gewissem Sinne die Zwangspolyuriker trotz bestehender Oedeme. Hier dürfen wir die Flüssigkeitszufuhr nicht beschränken, da sonst z. B. im Falle der Hypo- oder Isostenurie verstärkte Retention der harnpflichtigen Substanzen auftritt. Als vierte Ausnahme möchte ich die Trinktage nach von Noorden erwähnen. Sie werden einmal wöchentlich eingeschaltet, um allenfalls retinierte Substanzen zu eliminieren. Hiebei ist Bettruhe angezeigt. Doch haben diese Trinktage nur einen Sinn, wenn durch sie wirklich Wasser und Salz vermehrt ausgeschieden wird.

Von der Karellkur war bei Behandlung der Wassersucht die Rede. Hier sei nochmals darauf aufmerksam gemacht, ob wir nun die Karelltage mit 800 bis 1200 cm^3 Milch oder aber in Form von 100 g Reis plus 1 kg Obst oder in Form von von Jagić empfohlenen Kartoffeltagen (Kartoffeln in der Schale) durchführen, daß es sich stets um eine stark unterkalorige Ernährung handelt, da neben dem Wasserwechsel auch der Stoffwechsel auf das äußerste geschont werden soll. Nebenbei erwähnt, wird Obst sowohl in seinen Kalorien als auch seinem Flüssigkeitsreichtum in den verschiedenen Diätschemen oft unterschätzt. — Daß wir auch salzfreie Kost bei Oligurie, speziell bei Oedemen oder Oedembereitschaft geben, ist allgemein bekannt, weniger, daß nicht alles, was den Gaumen anregt, verboten werden muß. So können Petersilie, Dillkraut, Tomaten, Schnittlauch, Essig in mäßiger Menge, auch Knoblauch und Zwiebel unbedenklich gegeben werden. Die scharfen Gewürze müssen vermieden werden.

Über die Verwendung von Digitalis, Strophantin und Diureticis zur Behebung der Oligurie und Oedeme haben wir gleichfalls in früheren Kapiteln gesprochen. Alle Diuretica, welche eine zellreizende Wirkung haben, also auch die der Purinreihe, sind bei akuter Nephritis zu vermeiden. Bei Oligurie kann ein Versuch mit Röntgenbestrahlung der Niere gemacht werden; speziell bei reflektorischer Anurie sind Erfolge gesehen worden. Glänzende Erfolge sieht man bei der akuten Nephritis, und nur bei dieser, von der Decapsulation (vgl. unten unter Uraemie). Die Oligurie wird häufig schon durch einseitige Decapsulation behoben.

Die Diurese soll häufig durch Diaphorese ersetzt werden. In neuerer Zeit wurde speziell darauf hingewiesen, daß bei bestehender Uraemie durch Schwitzenlassen eine Eindickung des Rest-N sowohl im Blut als auch in den Geweben stattfinden kann, da bekanntlich in den Schweiß nur sehr wenige N-hältige Substanzen übergehen. Nach Noorden wird jedoch im Schweiß beträchtlich Kochsalz ausgeschieden. Fehlt daher die Azotaemie, dann können Schwitzbäder (Glühlicht-Wärmebäder) unbedenklich gegeben werden. Bei jeder Neigung zur Uraemie ist äußerste Vorsicht am Platze. Wir werden dann gleichzeitig trinken lassen. Die Salzbeförderung durch die Haut ist Hauptzweck dieser Behandlung. Daneben sind die zweifellos oft guten Erfolge dieser Prozedur darauf zurückzuführen, daß Bäder und Wärme die Hautgefäße und die mit ihnen in Korrelation stehenden Nierengefäße erweitern. Durch letzteres kommt es zu einer besseren Nierendurchblutung.

Haematurie: Haemostyptica helfen nichts. Die Röntgenbestrahlung der Niere und Milz hilft selten. Gelegentlich ist eine Trockenkost, die durch drei Tage durchgeführt wird, von Erfolg. Die Decapsulation der Niere hilft gleichfalls in manchen Fällen von lange dauernder Haematurie, wobei nach Volhard und Kasper die Operation allein (nicht die eigentliche Decapsulation) als blutstillendes Moment zu betrachten ist.

Azotaemische Uraemie und Praeuraemie: In der Nahrung hat stärkste Reduktion, womöglich Ausschaltung des Eiweißes für einige Zeit zu erfolgen. Dauern die suburaemischen Zustände länger, so muß Eiweiß gegeben werden, wobei man jedoch auch — dem Kräftezustand des Kranken angemessen — Reduktion des Eiweißes walten läßt. Bezüglich des Fleisches muß man dem Patienten entgegenkommen. 50 bis 100 g Fleisch regen oft den Appetit bedeutend an; ob weißes oder schwarzes Fleisch gegeben wird, macht keinen allzu großen Unterschied im Gehalt der Bouillonstoffe (von Noorden). Am besten wird ausgekochtes Rindfleisch gegeben. Über die Behandlung der Oligurie wurde eben gesprochen. Auf die fragliche Bedeutung des Aderlasses für die Entgiftung wurde im ersten Vortrag hingewiesen. Dagegen wird der Blutdruck durch den Aderlaß herabgesetzt und sofern dies angezeigt ist, ist auch der Aderlaß indiziert. Auch kommt es, worauf — wie oben erwähnt wurde — Lichtwitz hingewiesen hat, speziell bei raschem Aderlaß (Venaesectio) zu Blutverschiebungen, die von Vorteil sein können. Die Diurese wird nicht angeregt. Daher ist es besonders dort, wo keine Oedeme bestehen, angezeigt, nach dem Aderlaß eine Infusion von 1 Liter 7%igen Traubenzuckers anzuschließen oder 100 bis 200 cm^3 20%iger Traubenzuckerlösung. Überhaupt müssen wir für den Fall, als bei bestehender Oligurie oder Anurie keine Oedeme vorhanden sind, auf die Flüssigkeitszufuhr per os oder rectal, eventuell durch Tropfklysma bedacht sein. Ausgezeichnete Dienste leistet im Falle extremer Oligurie bzw. Anurie bei akuter Nephritis die einseitige oder doppelseitige Nierendecapsulation; durch sie dürfte eine Entspannung der oft hochgespannten akuten entzündlichen Niere herbeigeführt werden. Nach Volhard handelt es sich bei dieser Operation um einen unspezifischen Eingriff. Die Decapsulation darf nicht zu spät erfolgen. Der Zeitpunkt der eintretenden Uraemiegefahr ist natürlich schwer festzustellen. Am günstigsten wirkt der Eingriff in den ersten 36 Stunden der Anurie. Es soll daher nicht zu viel Zeit mit der obengenannten, leider meist wenig aussichtsvollen Therapie verloren werden. Gegen die schwere Adynamie suburaemischer Patienten hilft unserer Erfahrung nach häufig die Darreichung von metallischem Phosphor, die in ähnlicher Weise erfolgt, wie bei Rhachitis. Wenig oxydierter Phosphor ist ja auch heute in anderen Präparaten zur Behebung von Schwächezuständen gebräuchlich (Recresal, Tonophosphan). Die längere Darreichung von Phosphor wirkt häufig den sonst schwer zu bekämpfenden Schwächezuständen entgegen.

Eklamptische Uraemie (Krampfuraemie): Hier nehmen wir Gefäßkrämpfe, Oedeme im Gehirn als auslösende Ursache an; dementsprechend wird die Lumbalpunktion mit vielem Erfolg als Therapie verwendet. Wiederholen sich die Anfälle auch öfter während eines Tages, so kann man die Lumbalpunktion regelmäßig während der Anfälle wiederholen und bis zur Herstellung des normalen Lumbaldruckes Liquor ablassen. Auch Aderlässe dienen zur Herabsetzung des stark gesteigerten Blutdruckes, des Extradruckes im Anfall.

Pseudouraemie: Bei der Pseudouraemie besteht bekanntlich Neigung zu Schlaganfällen, die wir durch Ruhe und Aderlässe bekämpfen; ferner verordnen wir gefäßerweiternde und blutdruckherabsetzende Mittel.

Tonsillenbehandlung: Über die Tonsillektomie wurde im vorhergehenden Vortrag gesprochen. Es wurde auch erwähnt, daß sie womöglich im Stadium à froid des Grundleidens, also hier der Nephritis, zu führen ist. Insbesondere soll womöglich das Ende einer starken Haematurie abgewartet werden. Eine Besserung des bestehenden Leidens ist auch hier nicht zu erwarten, wohl aber werden Rezidiven verhindert, und, was wohl auch nicht zu unterschätzen ist, es werden die Tonsillen eines Kranken, die als Eingangspforte für die Erreger der Nephritis in diesem Falle gedient haben, als Eingangspforte für die Erreger anderer Krankheitsgruppen bei diesem Kranken ausgeschaltet. Auch darauf wurde bereits hingewiesen, daß durch Tonsillektomie nicht selten Verschlechterungen, wenn auch vielfach vorübergehender Art, bei Nephritis gesehen werden.

Und nun wollen wir eine kurze Übersicht darüber geben, was wir bei den einzelnen Formen der Nierenkrankheiten zu tun haben.

1. Haben wir bei embolischer Herdnephritis, die in der Regel ohne Funktionsstörungen einhergeht, nur das Grundleiden (Sepsis,

Endocarditis) zu behandeln; treten jedoch Funktionsstörungen auf, was bei ausgedehnten Prozessen der Fall sein kann, dann müssen wir wie bei der akuten Glomerulo-Nephritis vorgehen.

2. Akute Glomerulo-Nephritis: Möglichst salz- und schlackenarme Kost, Hunger und Durst zu Beginn. Sollte sich hiebei Acidosis einstellen, so bekämpfen wir sie durch Zuckerzufuhr. Wir werden demnach nach abgeschlossenen Hunger- und Dursttagen bei akuter Nephritis hauptsächlich Kohlehydrate und leichtverdauliches Fett geben und uns in der ersten folgenden Woche auf Zuckerwasser, Reis, Grieß etc. beschränken. Das Eiweiß wird in den Anfangsstadien der Erkrankung in der Ernährung auf das äußerste eingeschränkt. Später also, etwa in der zweiten Woche, geben wir Vegetabilien als Fettträger; bei langer Dauer der Nephritis müssen wir eine Eiweißzulage machen, deren Höhe von dem Grade der bestehenden Uraemie abhängt. Bei Oligurie und bei Oedemen treffen wir die oben angeführten Maßnahmen; Diuretica werden wir nur in beschränkter Weise gebrauchen (z. B. Kalium aceticum) und diejenigen meiden, die zur Zellreizung in der Niere führen, z. B. Purinkörper. Das Verhalten bei Haematurie wurde oben geschildert.

3. Chronische Nephritis: Wegen der Chronizität werden wir im allgemeinen mehr Eiweiß geben müssen und uns sonst wie bei akuter Nephritis verhalten.

4. Bei cardial-kompensierter benigner Nephrosklerose werden wir durch Flüssigkeitsbeschränkung und salzarme Kost sowie durch Zufuhr eines Eiweißquantums, das an der unteren Grenze der Norm steht, die Nieren-Vornierentätigkeit äußerst schonen; im Falle der Dekompensation gehen wir wie bei Herzkranken vor.

5. Bei maligner Nephrosklerose, also der mit den Erscheinungen einer akuten glomerulären Nephritis kombinierten Nephrosklerose, werden wir wegen der Neigung zur Uraemie wie bei chronischer Nephritis vorgehen.

6. Bei Nephrose werden wir die Aetiologie derselben erfassen und behandeln: Lues, Tuberkulose, Diabetes, Gicht, Basedow etc. Besteht bei Lues der Verdacht auf eine Hg-Nephrose, die durch Hg-Behandlung aufgetreten ist, oder auf eine Salvarsannephrose, so werden wir das antiluetische Mittel entsprechend ändern müssen. Wird Jod verwendet, so soll nach Lichtwitz die Durchgängigkeit der Niere für Jod geprüft werden. In der Diät müssen wir bei bestehendem Oedem Flüssigkeit und Salz auf das äußerste beschränken. Der Eiweißgehalt der Nahrung kann hingegen wegen fehlender Neigung zur Uraemie normal gehalten werden. Medikamentös hilft gegen die Oedeme Novasurol- oder Salyrgan-Injektion. Auch Thyreoidea-Darreichung ist häufig von gutem Erfolge begleitet und hilft nicht nur gegen die Oedeme, sondern in manchen Fällen auch gegen die hochgradige Albuminurie. Lichtwitz und Kollert kombinieren Urea mit Thyreoidea. Kollert gibt statt der schlecht schmeckenden Urea viel Fleisch. Ebenso rät Epstein bei der Lipoidnephrose (Amyloid) viel Eiweiß ($1^1/_2$ bis 3 g pro kg) zu geben. Fett ist hier zu meiden.

Neunter Vortrag

Therapie der Magen- und Darmkrankheiten

M. H.! Überblicken wir die Erkrankungen des Magens und des Darmtraktes in ihrer heutigen pathogenetischen Auffassung, so müssen wir drei Gruppen unterscheiden. Die erste Gruppe hat ihre Ursache in Erkrankungen, die sich im Magendarm selbst abspielen; hieher rechnen wir die Katarrhe des Magens und Darmes mit den sie begleitenden Störungen der Sekretion und Resorption, mit Änderungen der Darmflora, mit Zersetzungs-, Gärungs- und Fäulnisprozessen, ferner Störungen der Muskel- und Nervenfunktion des Darmes selbst. Auch die Anhangsdrüsen des Darmes (Leber, Pankreas und ihre Sekretion) sind funktionell so eng mit dem Magendarm verknüpft, daß wir Störungen der Darmtätigkeit, die von diesen Organen ausgehen, gleichfalls in diese Gruppe rechnen müssen. Ebenso gehören Erkrankungen, die durch eitrige, chronisch-entzündliche oder durch adhäsive Prozesse des Magendarmes bedingt werden, gleichwie Tumoren des Magendarms in diese Gruppe. In die zweite Gruppe gehören jene Störungen, welche durch Funktionsstörungen von Organen bedingt werden, die außerhalb des Darmes gelegen sind. Hieher gehören psychische und nervöse Beeinflussungen oder Störungen des Magendarmtraktes (psychogene Diarrhoen, psychogene Obstipation). Auch der Einfluß des Vagus- und Sympathicustonus auf die Magendarmtätigkeit ist hieher zu rechnen, ferner endokrine Störungen in ihrem Einfluß auf die motorische Funktion des Magendarms. Wir wollen hier nur die Diarrhoen bei Basedow und Addisonscher Krankheit nennen oder aber die Obstipation bei Schilddrüsenerkrankungen (vgl. oben, S. 42). Endlich ist (Edelmann und Saxl) auch eine Einwirkung der Drüsen mit innerer Sekretion auf die Sekretion des Magendarmes wahrscheinlich. Daß die Art der Ernährung, speziell die unterkalorische und die im Vitamingehalt mangelhafte, auf die Aciditätsverhältnisse des Magendarmes wirkt, ist gleichfalls bekannt. Inwiefern die Anaemia gravis jene schwere und wohlbekannte Achylie des Magens, die bei Anaemia perniciosa besteht, direkt oder auf dem Umwege über innersekretorische Organe (Schilddrüse) bedingt, mag dahingestellt bleiben. War doch Pappenheim der erste Autor, der die Perniciosa als zumindestens mit einer Schilddrüsenunterfunktion einhergehend auffaßte. Die schweren Störungen im Wasserhaushalt bei Anaemie sprechen gleichfalls für eine Unterfunktion der Schilddrüse. Bei der Anaemia gravis finden wir nur eine Achylie im Magen; beim Hungeroedem und der Hungeranaemie, wie sie von Weltmann, Edelmann und Saxl beschrieben wurden, wurden auch Fettstühle beobachtet. Weltmann hat dieses Ereignis als Unterfunktion des Pankreas gedeutet. Wieweit hier auch eine Achylie des Darmes mitspielt, ist natürlich schwer zu sagen, da sich die Darmsekrete bzw. ihre Störungen dem Nachweis entziehen. Wohl aber ist aus den Zeiten der Kriegsernährung her die reine Hungerdiarrhoe wohl bekannt. Hierher gehören auch die Beeinflussungen der Magen- und Darmtätigkeit durch allgemeine Infektionen und Intoxikationen, die Herabsetzung der Magensaftproduktion im Verlaufe akuter Infektionskrankheiten beim Ikterus catarrhalis (?), bei der Tuberkulinbehandlung etc. Weiters kennen wir septische Diarrhoen und Diarrhoen bei Uraemie als Ausdruck von Intoxikationen, ferner Diarrhoen bei Arsenmedikation, die in die gleiche Gruppe gehören, und endlich Diarrhoen bei verschiedenen Hydropsien als Ausdruck einer für die daniederliegende Nierenfunktion einspringenden vicariierenden Wasserausscheidung durch den Darm. Endlich dürfen wir Zirkulationsstörungen als wichtigen Faktor von Magendarmbeschwerden nicht unterschätzen. Mannigfaltig können diese eingreifen: Stauung vom rechten Herzen her führt neben Leberschwellung, die oft sehr frühzeitig auftritt, zu Magendarmbeschwerden, denen sich durch Gelegenheitsursache Katarrhe zugesellen (Falk und Saxl). Es kommt zu Gasansammlungen, die nach A. Schmidt, wie bereits im Kapitel Herzkrankheiten erwähnt wurde, nicht immer der Ausdruck vermehrter Gasbildung, sondern auch verlangsamter Resorption, speziell bei geänderter Zirkulation, sein können. Sehr wichtig ist endlich der kapillare Schock bei Toxinwirkung, der sich zum nicht geringen Teil im Splanchnicusgebiet abspielt. Dieses erweitert sich, und es tritt Ohnmacht oder Kollaps auf. Die Gefahr des Verblutens in das Splanchnicusgebiet besteht. Therapeutisch müssen wir durch zentral angreifende Mittel auf das Vasomotorenzentrum wirken (Strychnin, Coffein) oder peripher kapillarverengernd (Adrenalin, Hypophysenpräparate).

In die dritte Gruppe möchten wir jene Magen- und Darmkrankheiten zählen, die sowohl enterogene Ursachen als auch solche haben, welche außerhalb des Magendarmtraktes liegen: Das Ulcus ventriculi, wo wahrscheinlich neben lokalen Ereignissen im Sinne Aschoffs eine (allgemeine?) Disposition dazu führt, daß aus dem akuten Ulcus ein chronisches wird. Oder aber, um ein anderes Beispiel zu nennen, ist hieher die habituelle Obstipation zu rechnen, die in lokalen Muskel- und Nervenereignissen des Darmes, aber auch in psychischer und allgemein nervöser Beeinflussung ihre Ursache hat.

Dieser verschiedenen pathogenetischen Auffassung, die in vieler Hinsicht nicht völlig klargelegt ist, entspricht nun die Therapie der Magen- und Darmkrankheiten im einzelnen. Bald greift sie lokal enterogen an, bald geht sie auf eine allgemeine Behandlung aus.

Wollen wir sie nun in großen Zügen durchgehen, indem wir auch hier ältere Therapien als bekannt voraussetzen.

Motilitätsstörungen des Magens beruhen auf Atonie, in selteneren Fällen auf Spasmus (Cardio- und Pylorusspasmus, spastische Erscheinungen beim Ulcus ventriculi et duodeni); von organischen Stenosen soll hier, ebenso wie beim Darm abgesehen werden. Beim Darm scheint es eine reine Atonie nicht zu geben (Müller-Deham), da nach Entfernung der ganzen Darmmuskulatur keine Motilitätsstörung beobachtet werden konnte. Jede Obstipation dürfte eine spastische und atonische sein, allerdings mit vorwiegend spastischem oder atonischem Einschlag.

Die Grundlage der Behandlung der motorischen Unterfunktion des Magen darmes ist die Diät. Bei atonischen Zuständen des Magens geben wir die sogenannte grobe Kost und wenig Flüssigkeit. Diese grobe Kost besteht aus gequollenen schwarzen Pflaumen, von denen acht bis zehn Stück vor dem Frühstück und vor dem Schlafengehen genommen werden, nachdem sie in Wasser zwölf Stunden eingelegt worden waren. Es wird reichlich Grahambrot, zellulosereiches Gemüse (Salate), frisches Kraut, grünes Gemüse etc. gegeben. Ferner Schrotbrot, in den Frühstückstrunk ein bis zwei Eßlöffel Milchzucker. Es empfiehlt sich jedoch, bei geschwächten Individuen — und bei schweren Magenatonikern handelt es sich häufig um solche, sonst hätten sie diese Krankheit nicht — eine flüssigkeitsarme Schonungsdiät von sechs bis acht Tagen vorausgehen zu lassen. Bei den spastischen Erscheinungen des Magens mit oder ohne Ulcus geben wir Schonungskost, hingegen bei Atonie und Spasmus des Darms, welche der beiden Komponenten immer überwiegen mag, grobe Kost mit ausgezeichnetem Resultat. Allerdings haben manche Autoren, speziell J. Rosenfeld, bei spastischer Obstipation Schonungsdiät mit sehr fein verteilter Kost gleichzeitig mit Atropin empfohlen. Von Abführmitteln und Klysmen ist bei chronischer Obstipation abzusehen. Sie sind schädlich, da sie den Darm in unzweckmäßiger Weise reizen. Der zweckmäßige Reiz ist, worauf Noorden immer wieder hingewiesen hat, die oben erwähnte zellulosereiche Kost, auf die fast jede funktionelle chronische Obstipation gut reagiert. Bei akuter Obstipation, z. B. nach Operationen, verwenden wir Laxantien und neben den älteren sei hier die neue Form jener Abführmittel genannt, die injizierbar sind: Peristaltin, Hormonal, Physiostigmin und Pituitrin. Das Peristaltin ist ein Sennapräparat, das Hormonal soll das spezifische Hormon der Darmmotilität enthalten. Doch dürfte es sich um Cholin handeln. Physiostignin reizt den Parasympathicus, und Pituitrin erregt direkt die Muskulatur des Darmes; hierauf beruht ihre speziell nach Operationen verwendete abführende Wirkung. Es wurden auch Versuche mit Cholin-Injektionen (Klee) angestellt, da diese Substanz als die die eigentliche Darmmotilität erregende Substanz gilt, doch ist bei ihrer Anwendung wegen Gefahr des Kollapses größte Vorsicht notwendig. Daß wir bei den spastischen Zuständen des Darmes ausgiebigen Gebrauch von Spasmolyticis (Wärme, Atropin und selten Opiaten) machen, ist allgemein bekannt. Wirksam ist für diese Zustände auch Papaverin und Akineton. Eine spezielle Form der Obstipation ist die Colica mucosa, welche mit Spasmen, eosinophiler Schleimabsonderung und eventuell Diarrhoen einhergeht. Sie wird als Vagusneurose aufgefaßt und ganz wie die spastische Diarrhoe behandelt. Noorden empfiehlt Morphium vor Atropin bei diarrhoischer Colica mucosa, um durch das letzgenannte Medikament die Schleimabsonderung von Haus aus nicht zu stark zu stopfen.

Die gesteigerte motorische Funktion des Magens sehen wir auf der einen Seite in der gesteigerten Anfangsentleerung des Magens bei Ulcus, der motorischen Dysfunktion der duodenalen Motilität, die, nebenbei bemerkt, durch rasches Übertreten von Mageninhalt ins Duodenum zwar selten, aber doch gelegentlich Ursache von Diarrhoen ist. Anderseits bedingt sie reflektorischen Pylorusverschluß bzw. Krämpfe seiner Muskulatur. Auch die Anacidität des Magens führt bekanntlich zu mehrfachen motorischen Störungen desselben. Es sei hier der Hypertonus des Magens beim chronischen Magenkatarrh erwähnt, der bei anderen Formen der Anacidität fehlt. Es kommt ferner durch die Anacidität des Magens zu einem Offenstehen des Pylorus, da der Pylorusreflex fehlt, und der Pförtner sich nicht schließt, weil auf der duodenalen Seite keine Salzsäure vorhanden ist. Dieser rasche Übertritt, speziell von mechanisch-grobem Mageninhalt, in den Darm ist bekanntlich die häufige Mitursache gastrogener Diarrhoen. Alle diese motorischen Störungen sind nicht an sich, sondern nur im Zusammenhang mit dem Grundleiden, das sie bedingt, Gegenstand unserer therapeutischen Aufmerksamkeit. In dieser kurzen Besprechung haben wir von dem Vorkommen von Aufstoßen und Erbrechen abgesehen. Diese motorischen Störungen können zum Teil wenigstens auch als Abwehrvorgänge gegen Schädlichkeiten im Magen aufgefaßt werden, zum Teil sind sie selbst — wie allgemein bekannt — schädigende Vorgänge.

Die gesteigerte Darmmotilität, welche, sofern der Dickdarm mitbetroffen ist, zur Diarrhoe führt, ist kein Leiden an sich, sondern nur der Ausdruck eines anderen Leidens. Wir begegnen ihr als Folgezustand gastrogener Störungen, ferner bei der Gärungs- und Fäulnisdyspepsie, bei Darmkatarrhen aller Art, auf die wir im folgenden noch zu sprechen kommen. Auch Darmstenosen sind bekanntlich die Basis von Diarrhoen. Die gesteigerte Darmmotilität können wir durch Behandlung des Grundleidens, also kausal, oder aber symptomatisch durch Diät oder durch bekannte Antidiarrhoica, zum Teil direkt (Opium), zum Teil indirekt (Adstringentia etc.) beeinflussen. Auch hierauf werden wir im folgenden zurückkommen. Ebenso wie die gesteigerte Motilität des Magens kann die Diarrhoe eine Abwehrmaßnahme sein und ist dann in den Behandlungsplan direkt aufzunehmen oder aber sie verschlechtert durch zu rasche Motilität das Darmleiden, wie den Allgemeinzustand. Auch hier ist das Grundleiden, z. B. der Magen- und Darmkatarrh, zu behandeln, worauf wir im folgenden noch zurückkommen.

Von den Sekretionsstörungen erwähnen wir zunächst die Anacidität des Magens. Meines Erachtens wird zu wenig unterschieden, ob die Schleimproduktion in solchen Fällen eine reichliche oder aber eine geringe ist, oder aber, ob gar keine Schleimproduktion vorliegt. Denn bei reichlicher Schleimproduktion finden wir eine noch wesentlich schlechtere Verkleinerung und Verdauung des Speisebreies, die auf den ersten Blick im Probefrühstück erkannt werden kann. Dieser schlecht verdaute Speisebrei führt bei dem offenstehenden Pylorus ungemein leicht zu gastrogenen Diarrhoen, die ihrerseits wieder mit Fäulnis- und Gärungsvorgängen einhergehen. Die gastrogenen Diarrhoen scheinen viel weniger bei der konstitutionellen Anacidität vorzukommen, wie wir dies klinisch bei der Achylie des Magencarcinoms und der Anaemia gravis sehen, bei welchen Krankheiten Diarrhoen ein seltenes Vorkommen sind, eher eine Obstipation vorliegt. Die Anacidität des Magens ist, sei es nun, daß sie durch ein allgemeines Leiden, Anaemie, Infektionskrankheiten, Unterernährung, konstitutionelle Momente etc. (vgl. oben); sei es, daß sie durch einen akuten oder chronischen Magenkatarrh bedingt ist, Gegenstand unserer Behandlung. Daß im ersteren Falle das Grundleiden und nur neben dem Grundleiden symptomatisch die Anacidität, im letzteren Falle vor allem der Magenkatarrh zu behandeln ist, braucht nicht erwähnt zu werden.

Was nun die Behandlung des chronischen Magenkatarrhs selbst anlangt, so geben wir bekanntlich vor und während des Essens möglichst große Mengen von Salzsäure, eventuell mit Pepsin. Nach dem Essen verschafft dem Patienten häufig Soda subjektive Erleichterung gegen Sodbrennen und Druck im Magen. Die Wirkung des doppelkohlensauren Natrons ist nicht ganz geklärt. Stößt sie im Magen auch nur auf geringe Säuremengen, so tritt die Formel

$$Na_2CO_3 + HCl = NaCl + CO_2 + H_2O$$

in Kraft, und nun wirken Kohlensäure und Kochsalz anregend auf die Sekretion und auf die Peristaltik. Die Kohlensäure dürfte aber doch auch anaesthesierend wirken, was wir schon daran erkennen, daß die Patienten eine momentane Erleichterung empfinden. Vielfach ist diese subjektive Erleichterung zumindest für einige Stunden anhaltend, während sie bei Hyperacidität häufig nach wenigen Minuten vorübergeht und neuerdings Sodbrennen und Druck auftritt. Das mag gerade daher rühren, daß Kochsalz und Kohlensäure gebildet werden. Die Diät muß vor allem darauf sehen, daß die Menge der Nahrung klein ist. Die Größe der Mahlzeiten soll gering sein, da der anacide Magen, wie wir vom Röntgenbild her wissen, erstens stark kontrahiert ist und sich zweitens durch den offenstehenden Pylorus stark entleert. Die Speisen sollen fein verteilt sein, da namentlich bei Anwesenheit von Schleim die zerkleinernde Wirkung auf chemischem Wege wegfällt. Erwähnten wir doch schon, daß beim Probefrühstück große Ballen aus dem anaciden Magen herausbefördert werden. Sorgfältiges Kochen muß die Verdauung vorbereiten. Im speziellen soll langes Kochen von Fleisch oder Liegenlassen desselben die durch die Anacidität daniederliegende Bindegewebsverdauung möglichst unterstützen; denn das Pepsin des Magens ist das einzige bindegewebsverdauende Ferment im Magendarmtrakt. Kurz gekochtes oder wenig gebratenes Fleisch, also Rostbeaf oder Beefsteak, ist nicht zu verwenden; auch die pflanzlichen Zwischenlamellen werden vom Magensaft verdaut. Rohobst wird daher von Anaciden schlecht vertragen. Es muß gekocht werden, ebenso Gemüse. Schlecht verdaute Speisen, speziell in größeren Ballen, verschleppen nach von Noorden Bakterien in den Darm und rufen allerlei Infektionen hervor. Die Magensaftproduktion muß diätetisch angeregt werden. Kochsalz, Gewürze, Essig, Bouillon und Bouillonstoff (schwarzer Braten und schwarzes Fleisch), Coffein, Röstprodukte von Kohlehydraten und Eiweiß (von Fleisch, Überbraten von lange gekochtem und gut abgelegenem Fleisch), ferner Röstprodukte von Fett (Bratensauce aus gutem Fett) dienen dem Zweck der Anregung der Magensaftproduktion. Möglichst reine Nahrungsstoffe sollen gegeben werden, wie Butter, Schlagsahne, Magerfleisch, Zucker, Reis, Grieß, feines Weizenmehl, hingegen nicht solche Speisen, in denen verschiedene Nährstoffe entweder von Haus aus vermengt sind, wie in fettem Fleisch, oder künstlich durch Kochen vermengt werden, wie z. B. Fett und Mehl in Form von Einbrenn, Ausgebackenem, oder Fett und Eiweiß in Form von Mehlteigen. Bei einer derartig innigen Mischung verschiedener Nahrungsbestandteile können die Fermente in dem ohnedies ungünstigen Milieu des schleimhältigen anaciden Magens schlecht an die zu verdauenden Substrate heran, und die Verdauung ist noch schlechter.

Haben wir im vorausgehenden an dem Beispiel des anaciden chronischen Magenkatarrhes gezeigt, daß wir neben den anderen Symptomen das führende Symptom der Anacidität hier und wohl auch bei anderen Grundleiden zu behandeln haben, so müssen wir noch die Frage aufwerfen: Kann eine bestehende Anacidität wieder verschwinden? Nur eine kurz dauernde Anacidität bei akutem Magenkatarrh oder akuter Infektion allgemeiner Art scheint verschwinden zu können. Hingegen sahen wir die Anacidität niemals verschwinden bei Anaemia gravis, auch in den Zeiten der Remission dieses Leidens, bei chronischem Magenkatarrh, bei endokrin bedingter Anacidität, auch dann nicht, wenn wir durch Thyreoideagaben die endokrine Lage gebessert haben.

In seltenen Fällen, aber dennoch in Übereinstimmung mit vielen anderen Autoren, beobachten wir auch anacide Magenulcera. In einer Erwiderung an Bársony[1]) meinte jüngst Boas[2]), daß es sich hier um intervalläre Zustände gehandelt hätte. Gelegentlich kann man die Beobachtung machen, daß solche Leute erstens eine reizlose Kost sehr schwer vertragen und wie andere Anacide häufig ein ausgesprochenes Bedürfnis nach Salz, Essig oder Gewürzen haben, zweitens auf Atropin sehr schlecht reagieren.

Beim akuten Magendarmkatarrh sollen wir neben Fasten lassen von Abführmitteln (Kalomel) ausgiebigen Gebrauch machen, sonst tritt relativ leicht die Gefahr eines mehr minder schweren Ikterus catarrhalis, ja eventuell die der akuten gelben Leberatrophie dazu.

Und nun zur Besprechung der Hyperacidität. Wir haben eben eine Zeit hinter uns, wo man jede nachgewiesene Hyperacidität für ein sicheres Symptom eines bestehenden Ulcus ventriculi oder duodeni gehalten hat, auch wenn das Geschwür dies sich dem röntgenologischen und übrigen klinischen Nachweis entzogen hat. Neuerdings hat sich Zweig — und wir stimmen ihm bei — wieder für eine idiopathische Hyperacidität ausgesprochen. Ihre Behandlung geschieht nach den bekannten Diätvorschriften: Vermeiden aller Dinge, die oben bei Anacidität vorgeschrieben wurden, etc., auch von Alkohol. Neben den

---

[1]) Bársony: Wohin soll man das Magengeschwür in der Pathologie einreihen? Arch. f. Verdauungskr., XXXVI., S. 208. 1926.

[2]) Boas H.: Bemerkungen zu obenstehender Arbeit. Ebenda, S. 305.

alten medikamentösen Maßnahmen zur Herabsetzung der Hyperacidität (Atropin, Papaverin, Belladonna) werden neuerdings absorbierende Aluminiumsalze (Neutralon, Eskalin) verwendet. Über den Gebrauch von Alkali wurde, wie erwähnt, die Ansicht ausgesprochen, daß auf Grund obiger Formel Na_2CO_3 weniger wirksam sei als Magnesia usta, welches nach der Formel

$$MgO + 2HCl = MgCl_2 + H_2O$$

die eventuell durch Anregung der Peristaltik abführend, aber nicht sekretionssteigernd wirkt. Die Magnesia usta wird mit Calcium carbonicum (Porges) gegeben, welch letzteres auch stark säuretilgend wirkt, eine unerwünschte abführende Wirkung paralysiert und wohl auch durch den Calciumgehalt antispastisch wirkt. Soda, vor dem Essen gegeben, setzt die Magenacidität durch Neutralisierung des Duodenums herab. Oft macht Hyperacidität keine Beschwerden. Das sehen wir speziell im intervallären Stadium des Ulcus ventriculi et duodeni, wo trotz Fortbestehens einer oft sehr bedeutenden Hyperacidität keine Beschwerden bestehen.

Hyper- und Hyposekretion des Darmes sind klinisch nicht feststellbar. Sie verschwinden speziell in dem großen Krankheitsgebiet der Darmkatarrhe und Diarrhoen, wo sie zweifellos neben gestörter Resorption, neben Zersetzungsvorgängen und eventueller Schleimproduktion eine große Rolle spielen. Zu erwähnen ist noch, daß es durch die Acidität des Magens zu einer herabgesetzten Sekretinbildung und auf diese Weise auch zu herabgesetzter Funktion des Pankreas kommen dürfte, weswegen wir bei chronischen Magendarmkatarrhen relativ leicht eine Unterfunktion des Pankreas finden.

Im Rahmen eines kurzen Vortrages ist es unmöglich, eingehend auf die oft sehr schwierige Therapie der Enterocolitiden, der Gärungs- und Fäulnisdyspepsien, der Darmkatarrhe etc. einzugehen. Wenden wir uns zuerst den Dyspepsien zu. Es handelt sich hier um Zustände, welche die Folge von Katarrhen sein können, anderseits können sie ohne einen solchen einhergehen oder endlich die Ursache eines Darmkatarrhs sein, speziell dann, wenn sie als gastrogen bedingte Diarrhoen auftreten. Es kommt im Falle der Fäulnisdyspepsie zu einer raschen Entleerung fäulnisfähigen (eiweißhältigen), im Falle der Gärungsdyspepsie zu einem raschen Austritt gärungsfähigen (kohlehydrathältigen) Materials aus dem Magen in den Darm. Der Eintritt der Fäulnis bzw. der Gärung hängt natürlich von der Anwesenheit der entsprechenden Bakterien im Darme ab. Die Fäulnis erkennen wir bekanntlich an dem fauligen, fäkulenten, aashaften Geruch und der alkalischen Reaktion der Faeces, an dem Indicangehalt des Harns, die Gärung an dem sauren Geruch der sauren Reaktion des Stuhls, den Luftblasen in den Faeces, die durch Gärung und Nachgärung entstehen. Die Therapie der Fäulnisdyspepsie ist im akuten Anfall Hunger, später Eiweißbeschränkung eventuell unter reiner Zuckerkost (Salomon und Walace); anfänglich werden Abführmittel gegeben, später Styptica neben gelinden Abführmitteln, ferner Pankreon und Präparate, welche geeignet sind, Änderungen der Darmflora herbeizuführen, wie Joghurt durch Überwucherung von Joghurtbazillen oder Mutaflor durch Überwucherung hier angeführter Colistämme. Porges empfiehlt bei Typhlitis mit Fäulnisdyspepsie neben zellulosearmer Kost Kohlehydrate in Form von Schwarzbrot und Kartoffelpüree zur Bekämpfung der Fäulnis und Herbeiführung von Gärungszuständen, welch letztere antagonistisch der Fäulnis entgegenwirkt. Im Falle der Gärungsdyspepsie geben wir kohlehydratfreie Kost, je nach der Heftigkeit der Diarrhoe, in zarter oder grober Verteilung, und Calcium carbonicum, das die Säuren neutralisiert und einen bestehenden Katarrh lindert. Bei starkem Tenesmus geben wir hier wie bei anderen Diarrhoen, speziell den Ruhrdiarrhoen (von Groer) und den Basedowdiarrhoen, Adrenalinklysmen, und zwar 5 bis 10 cm^3 der Stammlösung. In der Behandlung der akuten und chronischen Entero-Colitis soll man nach Noordens Vorschlag auf gelinde Abführmittel nicht verzichten. Anfänglich reicher und ausschließlich ohne Styptica, später eventuell neben solchen, gibt man als Morgentoilette des Darmes kleine Mengen von Karlsbader Salz oder physiologische Kochsalzlösung (von letzterem $^1/_4$ l lauwarm), die, den Magendarm rasch durchlaufend, abführend wirken. Die Diät sei beim akuten Dünndarmkatarrh so bland wie möglich, beim akuten Dickdarmkatarrh, speziell wenn guter Appetit besteht, wesentlich liberaler. Die Dauerdiät werden wir nach dem Ergebnis der Prüfung mit dem Schmidt-Straßburgerschen Probefrühstück einrichten. Besteht bei chronischen Zuständen ein Wechsel zwischen Diarrhoe und Verstopfung, dann müssen wir auch die Diät nach beiden Richtungen hin wechseln. Die lokale Behandlung der Colitis muß noch erwähnt werden und, wenn wir auch sonst Darmeinläufe, speziell bei Obstipation, für nicht vorteilhaft halten, so können wir bei der Behandlung des Dickdarmkatarrhs, speziell seiner untersten Anteile, auf indifferente und reizlose Klysmen nicht verzichten. Wir geben Kamillentee, Silbernitratlösung oder noch besser Silberchloridemulsion (Metem) vgl. S. 39, welch letzteres hochgradig antiseptisch und gar nicht reizend wirkt. Diese lokale Behandlung ist sehr wichtig.

Wenden wir uns nun dem Ulcus ventriculi et duodeni zu. Wir haben eingangs erwähnt, daß wir neben lokal im Magen gelegenen Ursachen allgemeine Bedingungen für das Zustandekommen des chronischen Ulcus anerkennen müssen. Ohne hier auf die so vielfachen und so ausführlichen Besprechungen dieser Ursachen des Ulcus eingehen zu wollen, müssen wir noch ganz kurz hiezu Stellung nehmen, da ohne diese Stellungnahme eine Besprechung der Therapie unmöglich ist. Das chronische Ulcus entsteht aus dem akuten Ulcus. Aschoff suchte vorwiegend mechanisch aus den Prädilektionsstellen, die im Magen aus seiner anatomischen Beschaffenheit zu erklären sind, darzulegen, warum das häufig auftretende acute Ulcus zu einem chronischen wird. Daß neben der Lage des Ulcus, neben dem Bau des Magenteils, in dem die Ulcera vorwiegend sitzen, noch andere Momente für das Nichtheilen des Ulcus in Betracht kommen, ist wahrscheinlich. Die Pepsinsalzsäure ist wohl weder die Ursache des Auftretens, noch auch die des Nichtheilens des Magengeschwürs. Wurden doch gerade im Krieg Wunden mit Pepsinsalzsäure (nach E. Freund) in ihrer Heilung günstig beeinflußt. Wird daher heute von sehr vielen Autoren die Salzsäure als Ursache der Entstehung des Magengeschwürs abgelehnt, so wird man wohl auch annehmen, daß sie nicht die Ursache der Nichtausheilung des Magengeschwürs ist. Vielmehr dürfte die Hyperacidität nur ein Begleitsymptom der meisten Fälle von Ulcus ventriculi et duodeni sein, das in dieselbe Gruppe wie die anderen Reizzustände gehört. So müssen wir denn mit Aschoff in der anatomischen Lage der Ulcera, in der muskulären Funktion des Magens, vielleicht auch in konstitutionellen Momenten die Ursache des Nichtheilens des Ulcus chronicum sehen. Es ist jedenfalls ein großes Verdienst der Aschoffschen Lehre, wieder auf die lokale Bedingtheit des Ulcus ventriculi et duodeni hingewiesen zu haben. Daß neben und mit der Ulcusbildung entzündliche Vorgänge einhergehen, wurde klinischerseits speziell von Lorenz und Schur betont, welche in den entzündlichen Vorgängen die Schmerzquelle sehen. Mit den konstitutionellen Momenten hat man sich vielfach beschäftigt, und es wurde bekanntlich speziell die Vagotonie herangezogen, die als isoliert gesteigerter Nerventonus heute nicht mehr anerkannt wird, wenn auch einzelne vagische Symptome bei allgemein erhöhtem Tonus des vegetativen und cerebrospinalen Nervensystems gelegentlich zu beobachten sind. Speziell Holler legte auf diese isolierte Vagotonie oder Vagusneuritis, die beim Ulcus sich nur im Magenvagus abspielen soll, großes Gewicht; doch muß diese Vagotonie des Magens als unbewiesen bezeichnet werden. In letzter Zeit hat Katzenstein[1]) wieder die Meinung ausgesprochen, daß ein herabgesetzter Antipepsingehalt der Magenwand und des Blutes die Ursache des Nichtheilens des Ulcus ventriculi sei und hat ein Antipepsin (Antilabpräparat), Amynin, zur Erhöhung des Pepsingehaltes des Magens empfohlen. Balint hat jüngst eine Hypothese vom sauren Organismus entworfen und zu beweisen versucht, daß wegen der bestehenden sauren Valenz des Organismus das Ulcus nicht ausheilen kann; erst wenn die Alkalisierung diese Säureeinstellung ändert, tritt die Heilung des Ulcus auf; damit erklärt er auch die Wirkung der Alkalitherapie. Diese Hypothese bedarf wohl noch weiterer Sicherstellung, da Sauerbruch und Andersen gerade das Gegenteil behaupteten, nämlich, daß Wundheilung im sauren Organismus besser vor sich geht als im alkalischen, weswegen sie den umgekehrten Weg der Ansäuerung des Organismus bei Geschwürprozessen, Sepsis usw. empfehlen. Für die Therapie von großer Wichtigkeit ist die Tatsache, daß beim Ulcus ventriculi et duodeni ein periodisches Leiden vorliegt, worauf in letzter Zeit speziell Brunn, Hitzenberger und Saxl, ferner Walko[2]) hingewiesen

[1]) Katzenstein M.: Über Entstehung und Behandlung des peptischen Magengeschwürs. Dtsch. med. Wochenschr., S. 1603. 1925.

[2]) Walko K.: Über die Schmerz- und Latenzphasen und die Chronizität des peptischen Magen-Dardenalgeschwüres. Mitt. a. d. Grenzgeb. d. Med. u. Chirurg. 3 a. Br. S. 1. 1926

haben, und daß neben dem Endziel der Behandlung, Heilung, die nur selten erreicht wird, das Erreichen der Latenzphase als Ziel gelten muß. Von Wichtigkeit für unsere Behandlungspläne ist auch die Frage, wodurch die Rezidive des Ulcus ausgelöst wird. Für das Ulcus duodeni hat bekanntlich Moynihan behauptet, daß die Periodizität mit den Jahreszeiten zusammenhängt und das Ulcus duodeni gegen Ende des Winters oder im Frühjahr auftritt. Auch für das Ulcus ventriculi gilt eine gewisse Kälteempfindlichkeit. Wieweit diese Einflüsse der Jahreszeiten tatsächlich die Ursache für das Rezidivieren des Geschwürs darstellen, mag dahingestellt bleiben. Vielfach wird behauptet, daß die Rezidiven nicht auf einen Diätfehler zurückzuführen seien, sondern auch ohne solchen auftreten. Nach der größeren Statistik von Brunn, Hitzenberger und mir haben jedoch zweifellos Leute, welche sich nicht diät gehalten haben, mehr Rezidiven als jene, welche sich diät gehalten haben. Möglicherweise handelt es sich nicht um einen akuten Diätfehler, obwohl auch solche beobachtet wurden, sondern mehr um das regelmäßige Einhalten oder Nichteinhalten der Diät.

Je nachdem nun die einzelnen Autoren die lokale, mechanische oder aber chemische Reizung durch HCl in den Vordergrund des Ulcusproblems gestellt haben oder aber konstitutionelle Momente (funktionelle oder anatomische Vagusaffektion, schlecht heilende Wunden bei saurem Organismus, herabgesetzter Antipepsingehalt), lassen sich die Therapien, die für das Ulcus ventriculi angegeben werden, nach verschiedenen leicht ersichtlichen Gesichtspunkten gruppieren:

Diät bei Ulcus ventriculi et duodeni: Das Leube-Rosenthalsche Schema der Ulcusdiät ist heute vielfach verlassen. Von amerikanischer Seite wurde die Sippykur empfohlen, welche in zahlreichen Milchportionen, die tagsüber gegeben werden, besteht. Auf Grund der im Kriege gemachten Erfahrungen, wo wir zwar sehr viele Ulcuskranke, aber sehr wenig Milch hatten, geben wir beim nichtblutenden Ulcus ventriculi et duodeni meist eine gemischte Kost, die aus fein verteilten, zellulosearmen, die Acidität nicht anregenden, reizlosen Speisen besteht, wobei wir natürlich alle zwei Stunden essen lassen und die Speisen nicht zu heiß und nicht zu kalt geben. Auch Porges gibt bei der von ihm besonders empfohlenen Alkalidiät eine gemischte Kost. Nach den Erfahrungen von Brunn, Hitzenberger und Saxl muß die Diät — sie verwendeten die oben geschilderte reizlose, gemischte Diät — dauernd fortgesetzt werden, und zwar nicht nur während des akuten, sondern auch während des intervallären Stadiums. Bei blutendem Ulcus ist natürlich je nach dem Grade der Blutung Nahrungsabstinenz, eventuell Nährklysma einzuhalten. In Amerika in sehr ausgedehnter Weise — bei uns in einzelnen schwer beeinflußbaren Fällen — wird die Milchkur nach Sippy mit gutem Erfolg gegeben: Zu jeder Tagesstunde werden 100 cm^3 eines Gemisches von Milch und Sahne zu gleichen Teilen gegeben. In den dazwischengelegenen halben Stunden abwechselnd Magnesia usta und Natr. bicarb. aa 0,5 sowie Calc. carb. 0,5 und Natr. bicarb. 1,5. Nach zwei Tagen werden ein Ei und etwas Zwieback, am Ende der ersten Woche Breie und noch lange strenge Schonungsdiät gegeben.

Lokale Beeinflussung des Ulcus ventriculi et duodeni: Hier werden Wismutsalze, auch Bariumsulfat zur Deckung des Ulcus gegeben. Boas und andere Autoren empfehlen Argentum nitricum zur Verschorfung und Deckung des Magengeschwürs, doch besteht hier die Gefahr der Argyrie; auch treten häufig heftige Diarrhoen auf. Wesentlich weniger besteht die Gefahr der Argyrie und der Diarrhoen bei der von uns empfohlenen Metemtherapie. Man verschreibt „2% Silberchloridmetem innerlich" (vgl. S. 39) und gibt auf nüchternen Magen, am besten vor dem Frühstück und vor dem Schlafengehen, 2 bis 4 cm^3 in einem halben Glas Wasser. Diese Therapie, ursprünglich von Saxl und Strisower empfohlen, haben neuerdings Saxl und Kelen[1]) auf ihre Wirksamkeit geprüft und als eine sehr wirksame Ulcustherapie befunden. Eine relativ große Zahl von Fällen — 11% von 96 Fällen — war als geheilt zu betrachten; ein großer Teil hatte keine subjektiven, aber doch objektive Erscheinungen. Während wir früher meinten, daß die salzsäureherabsetzende Funktion des Metems die Ursache der günstigen Beeinflussung des Ulcus ventriculi sei, meinen wir jetzt nach den Untersuchungen Pfabs, daß es sich um eine direkte Wundheilung handelt. Das Silberchloridmetem macht gelegentlich Diarrhoen; diese werden häufig von den Patienten nicht unangenehm empfunden. Länger als vier Wochen soll es nicht gegeben werden. Gleichzeitig darf kein Alkali verabreicht werden. Nachprüfungen wären hier angezeigt. Auch die Röntgentherapie des Ulcus ventriculi, die speziell von Robert Lenk[2]) empfohlen wurde, ist nach diesem Autor als lokale Therapie des Ulcus anzusehen, nicht als unspezifischer Effekt. Es kommt zu einer Herabsetzung der Acidität, und auch die Spasmen werden gelöst.

Beeinflussung der Salzsäureproduktion: Es wird Atropin gegeben, das jedoch die HCl-Produktion nur wenig herabsetzt. Calcium carbonicum kombiniert mit Magnesia usta in großen Mengen, etwa alle zwei Stunden ein Kaffeelöffel, ist heute die meistgebrauchte Form der Alkalitherapie. Für diese Form der Darreichung ist besonders Porges eingetreten. Bei Obstipation und Diarrhoen wird der Magnesiagehalt des Alkaligemisches gewechselt. So ausgezeichnet die Erfolge dieser Therapie sind, so müssen wir doch ihr Wesen als ungeklärt betrachten. Zu einer wirklichen Alkalisierung des Magensaftes kommt es kaum (Schur); die Herabsetzung der Mageninhaltsacidität ist nur eine vorübergehende. Gläßner empfiehlt Lauge zur Behandlung des Ulcus ventriculi, und zwar gibt er einen Kaffeelöffel von einer 1‰igen Lösung.

Beeinflussung des Vagus und der Konstitution. Atropin dämpft bekanntlich den Vagus. Auch von der Proteinkörpertherapie hat Holler dies behauptet, doch faßt B. O. Pribram diese Therapie als

---

[1]) Saxl P. und A. Kelen: Erscheint demnächst in der Med. Klinik.

[2]) Lenk Robert: Röntgentherapie der Ulcuskrankheit. Med. Klinik, S. 583. 1925.

heilende Beeinflussung auf die torpiden Wunden auf. Die Proteinkörpertherapie wird mit Vakzineurin- oder Novoprotein-Injektionen (am besten intravenös) durchgeführt. Herdreaktionen kommen, wenn auch keineswegs immer, zur Beobachtung, und zwar fast ausschließlich in Form von Schmerzen. Blutungen wurden selten beobachtet. Die Erfolge der Proteinkörpertherapie werden nach anfänglicher Überschätzung jetzt wohl richtig eingeschätzt in dem Sinne, daß es zweifellos eine Reihe von Fällen gibt, die auf diese Therapie günstig ansprechen. — Balint faßt die Alkalitherapie des Magen- und Zwölffingerdarmgeschwüres als konstitutionelle Umänderung des sauren in einen alkalischen Organismus auf. Die von Katzenstein empfohlene Antipepsintherapie des Ulcus mit Amynin ist wohl sicher auch eine konstitutionelle Therapie und bedarf noch weiterer Nachprüfung.

Was die Operationstherapie des Ulcus ventriculi et duodeni anlangt, so gilt heute die Resektion des Fundus plus Pylorusteiles des Magens als Methode der Wahl. Die Gastro-Enteroanastomose wird als unzureichende Operation abgelehnt. Die Dauererfolge dieser Operation sind, soweit sich das bis jetzt sagen läßt, recht günstig, die Gefahren in der Operation selbst gelegen, obwohl die Mortalität in der letzten Zeit eine sehr geringe geworden ist, ferner in dem Auftreten des Ulcus pepticum jejuni, das noch bis zu elf Jahren nach der Operation beobachtet wurde; seine Entstehung soll durch möglichst ausgiebige Resektion des salzsäureproduzierenden Fundusteiles des Magens und durch der Operation folgende Alkalidarreichung vermieden werden.

Anhangsweise sei hier noch die Therapie der Bauchfelltuberkulose besprochen, die neben den älteren Methoden neuerdings Bestrahlung mit natürlicher und künstlicher Höhensonne, ferner mit Röntgen heranzieht, und bei der wir ebenso wie andere Autoren gelegentlich günstige Erfolge von Sauerstoff- und Stickstoffeinblasung gesehen haben.

Zehnter Vortrag

Therapie der Leberkrankheiten

M. H.! An die Spitze unserer Besprechung der Leberkrankheiten sei die Frage der Beeinflußbarkeit der Gallenproduktion und des Gallenabflusses, soweit diese für den Bereich der Therapie Geltung hat, gestellt, demnach die Frage der Choleretica und Cholagoga (diese Namen stammen von Brugsch und Horsters, die Einteilung war jedoch schon früher bekannt). Unter Choleretìcis verstehen wir Mittel, welche die Gallenproduktion anregen, unter Cholagogis solche, welche den Abfluß aus den Gallenwegen befördern. Die Verwendung der letzteren Mittel könnte dem Zwecke dienen, Gallensteine, die entweder noch in der Blase liegen oder schon auf Wanderschaft gegangen sind und nun im Ductus ysticus, Choledochus oder im Hepaticus stecken, weiterzubefördern nd in den Darm zu bringen. Erstere hingegen, die Choleretica, sollen

z. B. bei Ikterus catarrhalis den Gallenfluß anregen, wobei allerdings E. Neubauer[1]) mit vollem Recht darauf hinweist, daß es von praktischer Wichtigkeit ist, daß die Wirkungen auf die Gallensekretion und die Gallenentleerung sehr häufig vereint sind. „Denn wenn mit einer Vermehrung der Gallenmenge nicht auch eine vermehrte Entleerung verbunden wäre, so müßte das die Gallensekretion fördernde Mittel in der Regel von vornherein von der therapeutischen Anwendung ausgeschlossen werden, da es zu einer Stauung in den Gallenwegen, unter Umständen zur Resorption der gebildeten Galle mit ihren schädlichen Folgeerscheinungen führen müßte.“.... „Die Anwendung eines Mittels, dessen Wirkung sich mit der Anregung der Kontraktion der Muskulatur der Gallengänge erschöpft, hat wohl kaum einen Sinn bei Erkrankungen, deren Sitz in den feinen Gallenwegen oder in der Leber selbst gelegen ist, oder doch nur dann, wenn etwa eine dadurch herbeigeführte Entleerung der Gallenwege sekundär die Lebertätigkeit im Sinne einer Sekretionsvermehrung fördert. Funktionelle oder anatomische Veränderungen in der Leberzelle selbst oder in den feinsten Gallengängen könnten dagegen wohl durch Mittel getroffen werden, welche die Gallenabsonderung begünstigen.“ In diesem Sinne konnte Neubauer beim gesunden Tier beobachten, daß der Füllungsreiz in den Gallenwegen genügt, um den Sphinkter der Papilla duodeni reflektorisch zur Eröffnung zu bringen. Alle Mittel, welche die Gallensekretion verstärken, steigern auch den Gallensekretionsdruck. Nachgewiesen wurde dies für die Nahrungszufuhr (Bürker) und für die Gallensäuren (Neubauer).

Gehen wir nun zur Besprechung der Cholagoga über: Zunächst gehört sozusagen in diese Gruppe die Zwerchfellbewegung, die nach Wenckebach und Hofbauer eine massierende Wirkung auf die Gallenwege ausübt und auf diese Weise den Abfluß der Galle fördert, ferner wird durch Nahrungsaufnahme der Gallenabfluß — wie schon erwähnt — mächtig gefördert. Auch das Eintreten der Duodenalsonde ins Duodenum befördert den Gallenfluß. Dem Magnesiumsulfat wird nachgerühmt, daß es zu einer prompten Entleerung der Gallenblase führt. Gießt man 50 cm^3 einer 15%igen Lösung durch die Duodenalsonde ein, so entleert die Gallenblase ihren Inhalt. Wir erkennen das an dem tiefbraunen Duodenalsaft, den man gelegentlich nach Magnesiumsulfat ausfließen sieht. Eine ähnliche Wirkung üben Äther (1 bis 2 cm^3), Peptone, Öle aus und, wie neuerdings Kalk und Schöndube nachgewiesen haben, auch das Pituitrin. Bei Krampfzuständen in den Gallenwegen wird seit längerer Zeit Atropin verwendet. Ob Atropin, wie früher behauptet wurde, auch die nicht spastisch kontrahierte Gallenblase und den Sphinkter öffnet, ist nach Stepp und Dütmann zu bezweifeln. Ferner werden bei Krampfzuständen als krampflösende Mittel Kampfer (Kadechol, Perichol, Menthol) oral 1 cm^3 20%iger Kampferlösung in Pfefferminzöl, duodenal 120 cm^3 $0{,}2\%$iger Menthollösung, dann warme Öle in großen Mengen nach

[1]) Neubauer E.: Über Cholagoga und ihre Wirkung auf die Gallensekretion. Klin. Wochenschr., S. 926. 1925.

G. Singer gegeben. Von amerikanischer Seite wurde die Verwendung des Magnesiumsulfates bei Choledochusverschluß und auch sonst bei Ikterus catarrhalis als Cholagogum empfohlen. Von einem sicheren Erfolg, speziell bei Choledochusverschluß, haben wir uns weder beim Magnesiumsulfat noch bei Pepton und Äther überzeugen können. Über die Verwendung des Pituitrin, das von Reicher in Kombination mit Icterosan unter dem Namen Ictophysin empfohlen wurde, liegen nach Bergmanns Äußerungen noch nicht genügende Erfahrungen vor. Auch handelt es sich beim Pituitrin: 1. um ein reines Cholagogum, 2. um ein Mittel, bei dem man sich ganz klar sein muß, ob man nicht durch Auslösung von Muskelkrämpfen Schaden stiftet. Daß Karlsbader Wasser cholagog wirkt, behauptet Simon nach klinischen Erfahrungen; angeblich wirkt es auch choleretisch (Stransky). Experimentell hat Stepp die cholagoge Wirkung des Karlsbader und Mergentheimer Wassers feststellen können. Noch einmal sei erwähnt, daß das natürliche Cholagogum eine Mahlzeit ist; nach dieser kommt es zu reichlichem Gallenfluß ins Duodenum durch die Sphinkteröffnung. Von diesem Umstande machen wir bei Gallensteinkrankheiten, auch bei anderen Krankheiten, diätetischen Gebrauch; wir sollen öfters Mahlzeiten einnehmen lassen.

Der Frage der Choleretica ist man im Tierexperiment und in Studien beim Menschen mit Gallenfistel sowie in klinischen Beobachtungen bei Gallensteinkrankheiten nachgegangen; das Wasser ist ein schlechtes Choleretícum bzw. überhaupt kein echtes Choleretícum. Es führt nur zu einer mäßigen, wenn auch deutlichen Verdünnung der Galle und erhöht daher den Gallendruck und den Gallenfluß. Immerhin stützt dieses Moment die alte klinische Regel, Gallensteinleidende viel Flüssigkeit nehmen zu lassen, was wir außer in Form des Karlsbader oder Mergentheimer Wassers, in Form von Tees, Fruchtsäften und Limonaden dem Patienten verordnen. Anderseits führt weitgetriebene Flüssigkeitsverarmung zur Abnahme des Gallenflusses. Gallensteine sind nach klinischer Beobachtung bei Menschen mit geringem Trinkbedürfnis häufiger. Ein zweites, besseres Choleretícum ist wiederum die Nahrungszufuhr. Auch im Hunger sinkt der Gallenfluß. Den stärksten choleretischen Reiz üben die Eiweißkörper aus, schwächeren die Kohlehydrate, den schwächsten die Fette. Fleisch und Fleischextrakte sind besonders wirksam. Alkohol setzt die Gallenmenge herab. Ein anderes, gleichfalls natürliches Choleretícum ist, wenn wir es so auffassen wollen, die Galle selbst und ihre Bestandteile. Denn es ist ja die Aufgabe der Galle, die Gallenfarbstoffe und die Gallensäure auszuscheiden. Aus diesem Grunde wird per os getrocknete Rindergalle (Fel Tauri depuratum) oder Gallensäure (Felamin, Degalol, Kadechol, Perichol, Kampfersäure per os) oder Desoxycholsäure (Decholin) per os oder intravenös gegeben. Adelsberg und Neubauer empfehlen die intravenöse Injektion von $20^0/_0$iger Dehydrocholsäure (Decholin Riedl) und hatten in Fällen von Cholecystitis günstigen Erfolg. G. Singer empfiehlt Cholevalinjektionen. Zu betonen ist, daß die Schutzwirkung der Galle gegen Niederschlagsbildung vor allem in ihrem Gehalt an Gallensäure gelegen ist. Bilival ist eine Lecithin-Kohlensäureverbindung und soll durch seinen Lecithingehalt die Steinbildung verhindern. Erwähnen müssen wir noch, daß eine Auflösung der Gallensteine möglich, jedoch nicht bewiesen ist. Bei der peroralen Therapie der Gallensäuren kommt noch eine zweite Indikation in Betracht: nämlich die bessere Fettresorption bei Anwesenheit von Gallensäuren, speziell dann, wenn bei bestehendem mechanischen Ikterus eine Achylie des Darmes besteht. Weiters kommen als Choleretica ätherische Öle, Menthole (Verschreibung siehe oben, S. 109), Kampfer (Kadechol und Perichol, welch letzteres mit Papaverin kombiniert ist), endlich Gewürze, die ätherische Öle enthalten, wie Kümmel, Anis etc., Teeabgüsse und Pflanzenextrakte (Agoliton nach R. Bauer), Orangentee in Betracht. Podophyllin wirkt anregend in Chologen und anderen Mitteln. Von Brugsch wurde dem Atophan cholagoge Wirkung bei parenteraler Einverleibung zugeschrieben. Es wird in Form des Icterosans intramusculär oder intravenös injiziert. Peroral wirkt es nicht, da es beim Ikterus infolge des Fehlens der Gallensäuren nicht resorbiert wird. Andere Autoren, wie Erich Nathorff und G. Villert[1]) haben sich jedoch von einer günstigen Einwirkung beim Menschen nicht überzeugen können. Reicher kombiniert, wie bereits erwähnt wurde, Atophan mit Pituitrin, also ein Choleretícum mit einem Cholagogum. Ob dem Kalomel, das bei chronischer Cholecystitis, Cholangitis, biliärer Cirrhose bekanntlich mit Erfolg verwendet wird, eine choleretische Wirkung zukommt, ist fraglich.

Auch den Galledesinficientien gilt seit jeher die Aufmerksamkeit der Ärzte. Vom Urotropin ist wohl wenig zu erwarten, da es zwar durch die Galle ausgeschieden wird, aber bekanntlich nur bei saurer Reaktion seine desinfizierenden Eigenschaften entwickelt. Salicyl ist ein schwaches Desinficiens. Neuerdings wird auch Panflavin (Trypaflavin) und in Kombination mit Cholsäure als Choleflavin für die Zwecke der Desinfektion der Gallenwege verwendet. Hier müssen jedoch Nachprüfungen abgewartet werden.

Neben den galletreibenden und desinfizierenden Mitteln gilt vielfach ärztliche Bemühung der Krampflösung im und um den akuten Gallensteinanfall herum. Allgemein üblich ist es, Atropin und, erst bei seinem leider häufigen Versagen, Morphium zu geben. Dem Papaverin und Akineton kommt wenig Wirkung zu. Bei nicht so intensiven Schmerzen kann man Perichol wegen der Kampferkomponente versuchen. Von Hermann wurde ein kleiner Kunstgriff, Hochlagerung des Bettendes, empfohlen.

Beginnen wir nun die spezielle Besprechung der Lebererkrankungen mit der Gallensteinkrankheit. Um Wiederholungen zu vermeiden, überlasse ich es Ihnen, aus den oben erwähnten choleretischen oder cholagogen Mitteln jene auszuwählen, die für die Mobilisierung der Galle bzw. der Gallensteine in Betracht kommen. In vielen Fällen werden wir eine solche nicht anstreben, z. B. wo nicht zu große Steine vorliegen, sondern durch Wärme, Schonungsdiät, Atropin, eher eine Ruhigstellung

[1]) Nathorff E. und G. Villert: Die Behandlung der Leberkrankheiten mit Jeterosan. Ther. d. Gegenw., S. 257. 1925.

des ganzen Systems bevorzugen, in anderen Fällen liegt es in unserem Plan, zu mobilisieren. Daß dies unter den oben angegebenen Maßnahmen möglich ist, ist Ihnen bekannt, bekannt auch, daß während aller Mobilisierungskuren, z. B. in Karlsbad, Anfälle vorkommen, die vielfach die letzten sind. Für die Dauerdiät wird im allgemeinen eine milde, auch mechanisch reizlose Kost vorgeschrieben; man hat damit meistens ausgezeichnete Erfolge. Eppinger gab jüngst an, daß er, wenn die Obstipation, die so oft die Cholelithiasis begleitet und als ungünstiges Moment zu betrachten ist, eine spastische ist, mit großem Erfolg für das Gallensteinleiden grobe Kost gibt (vgl. Vortrag IX). Auch weicht Eppinger[1]) von der Regel, bei mechanischem Ikterus fettlose Kost zu geben, ab, da seiner Meinung nach eine mangelhafte Fettresorption für den Kranken noch immer vorteilhafter ist als gar keine. Die Indikation für die Operation (Cholecystektomie plus Drainage) ergibt sich bei drohender Perforation sofort, ferner bei irgendwie lange bestehender eitriger Cholecystitis und bei einem bestehenden kompletten Obstruktionsileus; es ist angezeigt, bei letzterem im allgemeinen nicht länger als wenige Tage zuzuwarten. Bei einem inkompletten Steinileus wird in der Regel noch interne Behandlung versucht; führt diese aber in der ersten Woche nicht zum Ziel, so sollen beide Teile nicht allzulange zur Entschließung für die Operation zögern. Der Gefahr des Ikterus bzw. der haemorrhagischen Diathese bei der Operation wird heute durch entsprechende Behandlung mit Calcium begegnet. Daß Chloroformnarkose mit Rücksicht auf die geschädigte Leber möglichst zu vermeiden ist, ist selbstverständlich. Außer dieser fast absoluten Indikation ergeben sich die anderen in gehäuften Anfällen, speziell bei sozialer Indikation. Gehäufte Anfälle an sich sind keine Indikation, da diese Fälle, selbst wenn sie Monate bestehen, auch für lange Zeit wieder verschwinden können. Die Chirurgen fordern eine Frühoperation, d. h. machen berechtigterweise den Standpunkt geltend, daß je weniger Adhäsionen bestehen, desto einfacher die Technik der Operation ist, desto geringer das Gefahrenmoment. Da dieses jedoch nie ganz auszuschalten ist, bleibt auch der Standpunkt weitgehender konservativer Behandlung zu Recht bestehen. Daraus ergibt sich, eine energische interne Behandlung, wenn tunlich, der Operation vorausgehen zu lassen.

Wenige Mittel haben wir zur Bekämpfung der schweren cholaemischen Zustände. Am relativ besten können wir das Hautjucken durch Kalomel bekämpfen (große Dosen 3 mal 0,3, zwei bis drei Tage, eventuell mit Podophyllin kombiniert, Eppinger). Es ist das ein Beweis dafür, daß das Hautjucken durch eine Intoxikation vom Darm her, nicht durch kreisende Gallensäuren oder andere Gallenbestandteile bedingt wird. Die cholaemische Blutung wird in üblicher Weise haemostyptisch, aber in der Regel nicht sehr erfolgreich behandelt.

Der Ikterus catarrhalis ist nach Eppingers Auffassung in vielen Fällen eine Hepatitis; durch Infektion oder Intoxikation vom

---

[1]) Eppinger H. und P. Walzel: Die Krankheiten der Leber mit Einschluß der hepatolienalen Affektionen. Leipzig: Georg Thieme. 1926.

Darme her, aber auch vielleicht sonst durch die Ausscheidungsfunktion der Leber gegenüber Bakterien (Paratyphus, Typhus und viele andere Bakterien, ebenso organische wie anorganische Gifte, speziell Medikamente werden durch die Leber mit der Galle ausgeschieden) kommt es zu einer Parenchymerkrankung der Leber. Häufig geht dieses Hepatitis mit einem Milztumor einher. Neben dieser Form wird eine zweite angegeben, welche gastroenteritisch eventuell durch Duodenitis mit aszendierender Infektion bedingt wird. An den Schleimpropf in der Papilla Vateri wird heute nicht mehr geglaubt. Eppinger weist mit Recht auf die Möglichkeit des Überganges von Ikterus catarrhalis in eine akute gelbe Leberatrophie hin. Bei dem oft subakuten bis chronischen Verlauf einer akuten gelben Leberatrophie ist es natürlich nicht leicht zu sagen, ob sie als Ikterus catarrhalis begonnen hat oder aber bereits als akute gelbe Leberatrophie. Immerhin glauben wir, auch einen solchen Fall gesehen zu haben:

Das bis dahin gesunde Fräulein N. erkrankte im Oktober 1924 an einer Gelbsucht, welche sie auf den Genuß nicht ganz frischer Sardinen zurückführte. Die Gelbsucht war mäßig schwer, so daß die Patientin ihrem Beruf als Bureauarbeiterin nachgehen konnte. Im Jänner 1925 trat zu der Gelbsucht hohes Fieber und rasch sich entwickelnder Ascites hinzu; Schmerzen im Bauch traten auf, in wenigen Tagen stellte sich Trübung des Bewußtseins ein, und die Patientin ging unter diesen Erscheinungen zugrunde. Die Obduktion ergab akute gelbe Leberatrophie.

Wir haben dies hier ausgeführt, um zu betonen, wie wichtig es ist, einen Ikterus catarrhalis nicht leicht zu nehmen; bei jedem schweren Fall müssen wir durch Abführmittel (vor allem Kalomel, dann Karlsbader Wasser) für Darmdesinfektion sorgen. Bettruhe ist notwendig, die Diät sei leicht verdaulich.

Daß beim Ikterus catarrhalis eine ausgiebige Leberparenchymschädigung vorliegt, wissen wir aus dem Ausfall verschiedener Leberfunktionsprüfungen, speziell der Galaktoseprobe (Bauer) und der Phenoltetrachlorphtaleinprobe (Rosenthal). Auf diese Weise läßt sich eine Leberparenchymschädigung am raschesten klinisch feststellen, aber welche andere Funktionen der Leber geschädigt sind, das ist auch zur Zeit noch Gegenstand reichlicher Untersuchungen. Zwei Funktionsstörungen des Leberparenchyms sind für den Verlauf und demnach für die Behandlung des Ikterus catarrhalis von besonderem Interesse, weswegen wir auf sie näher eingehen wollen. Die erste jetzt vielfach beachtete Funktionsstörung beim Ikterus catarrhalis ist die Störung der Leberfunktion im Wasserhaushalt, auf die in letzter Zeit viele Autoren hingewiesen haben. Man sieht deutlich, wie der Ikterus catarrhalis im Wasserversuch und auch in der Tagesmenge zu wenig Wasser ausscheidet. Tritt eine Besserung des Ikterus catarrhalis auf, so nimmt die Wasserausscheidung deutlich zu. Umgekehrt kann man aus der schwindenden Oligurie, aus der Zunahme der Harnmenge einen Rückschluß auf den sich bessernden Ikterus catarrhalis machen. Während Pick und Molitor und Mauthner geneigt sind, diese Schädigung der Wasserfunktion der

Leber auf den regulierenden Sperrmechanismus der Lebervenen zurückzuführen, sind F. Donath und ich der Ansicht, daß der reticulo-endotheliale Apparat der Leber bei Ikterus catarrhalis und anderen Parenchymstörungen der Leber gelitten hat, und daß die wasserspeichernde Funktion der Zellen der Leber geschädigt ist. Daß tatsächlich eine solche Schädigung der Speicherzellen des reticulo-endothelialen Systems besteht, haben Donath und ich bei verschiedenen Leberparenchymschädigungen gezeigt; eine ins Blut injizierte Fettemulsion wird weniger abgefangen. Adler und Raimann[1]) haben dies mit Injektionen von Kongorot bestätigt. Wegen des gestörten Wasserwechsels hat es wohl auch keinen Sinn, große Flüssigkeitsmengen zuzuführen, so wie wir das bei der Gallensteinerkrankung gewohnt sind. Der zweite Ausdruck parenchymatöser Leberschädigung wird heute in mangelndem Glykogenaufbau bzw. in mangelhafter Glykogenaufstapelung in der Leber gesucht. Besser ist diese Anschauung bei der akuten gelben Leberatrophie fundiert, bei der einfach auffallender Glykogenmangel des Leberparenchyms besteht (Paul Richter)[2]). Bei schwerem Ikterus catarrhalis wird das auch heute angenommen und therapeutisch verwertet. Wurden schon früher große Kohlehydratmengen in der Nahrung des Ikterischen bevorzugt, allerdings hauptsächlich, weil Fett schlecht vertragen und ausgenützt wird und Eiweiß in hohen Dosen bei geschädigter Leberfunktion auch nicht anzuraten ist, so wird heute Insulin mit Kohlehydratzufuhr kombiniert, von dem Gedanken ausgehend, daß auf diese Weise eine Glykogenstapelung in der Leber erzwungen wird. Doch ist zu bemerken, daß Insulin auch die Gallenmenge beträchtlich erhöht (Brugsch und Horsters, Doboff). Man gibt zehn Einheiten Insulin zweimal täglich und 200 g Traubenzucker per os, verteilt auf den Tag, oder in Form von Injektionen. Auch wir haben recht befriedigende Erfolge gesehen, der Ikterus catarrhalis verläuft wesentlich kürzer.

Dasselbe Verfahren wurde von Paul Richter auch bei akuter gelber Leberatrophie angegeben, sonst stehen wir ja dieser Krankheit machtlos gegenüber. Ist, wie nicht so selten, die Aetiologie der akuten gelben Leberatrophie die Syphilis, so kann man den Versuch einer Salvarsantherapie machen. Umber sah gelegentlich Erfolge. Viel ist in dieser Hinsicht nicht zu verlieren.

Bei der Lebercirrhose treiben wir bekanntlich nur symptomatische Therapie und auch diese mit bescheidenem Erfolg. Eine neue Beurteilung der seit langem geübten Magendarmbehandlung mit Salzsäure, Karlsbader Wasser, Kalomel etc. hat sich insoferne ergeben, als wir wissen, daß die Aetiologie der Lebercirrhose durchaus nicht in allen Fällen in einer alkoholischen Vergangenheit des Cirrhotikers zu suchen ist, sondern daß auch andere Noxen, Infektionen, Intoxikationen, zum Teil wohl auch enterogener Natur die Ursache der Lebercirrhosen sind. Durch diese

[1]) Adler E. und F. Raimann: l. c.

[2]) Richter P.: Über Hepatargien und ihre Behandlung. Verh. d. Ges. für Verdauungs- und Stoffwechselkrankh., Wien. 1925.

Behandlung werden enterogene Noxen abgehalten; natürlich gilt dies auch für die alkoholische Cirrhose. Ob die Behandlung mit kleinen Kalomeldosen bei der Lebercirrhose eine Darmbehandlung ist oder ob sie außerhalb des Darmes angreift, können wir nicht entscheiden. Sie hat nichts gemeinsam mit unserer modernen Ascitesbehandlung der Lebercirrhose, die wir mit den Quecksilbersalzen Novasurol und Salyrgan betreiben und mit Hilfe derer wir auch dann noch viel Flüssigkeit austreiben können, wenn bereits aus dem Transsudat ein Exsudat geworden ist. Doch nicht immer ist diese Diuresetherapie von Erfolg begleitet; namentlich in späteren Stadien gelingt es nicht mehr, diuretische Effekte zu erzielen. Dann ist aber auch die Prognose äußerst ungünstig, die Leberfunktion aufs schwerste geschädigt, und das Lebensende steht bevor. Bei mächtigem Ascites empfiehlt es sich, zur Entlastung und zur Hebung der Kreislauftätigkeit der Novasurolinjektion eine Punktion vorausgehen zu lassen.

Die Talmasche Operation wird zwar nicht selten, aber mit wenig Erfolg ausgeführt.

Eppinger empfiehlt bei dem von ihm aufgestellten splenomegalen Typus, speziell wenn haemolytischer Ikterus besteht, Milzexstirpation. Durch diese wird der erhöhte Grundumsatz herabgesetzt, die Leberregeneration angeregt, das Hautjucken beseitigt.

Ein wichtiges Kapitel ist die Lues hepatis. Die Behandlung der gummösen Form folgt nach den allgemeinen Regeln syphilitischer Behandlung, mit Salvarsan, Quecksilber, Wismut, Jod etc. Bei der interstitiellen und parenchymatösen Lues hepatis, speziell wenn sie mit Ikterus einhergeht, erhebt sich die Frage nach den Beziehungen der Leber zum Salvarsan, die ja klinisch auch durch das Krankheitsbild des Salvarsanikterus gegeben ist. Die Frage, ob es überhaupt einen Salvarsanikterus gibt, muß heute dahin beantwortet werden, daß der Spätikterus wahrscheinlich nicht mit Salvarsan zusammenhängt; was den Frühikterus anlangt, wird heute vielfach und mit Recht betont, daß er nur bei Luetikern vorkommt, bei Nichtluetikern wurde er nicht beobachtet. Ich selbst habe viele Fälle von Carcinomen, Infektionskrankheiten ohne Lues, Lungengangraen mit Salvarsan zum Teil in hohen Dosen behandelt, ohne jemals einen Ikterus gesehen zu haben. Die Lues spielt also zweifellos eine große Rolle beim Zustandekommen des Salvarsanikterus. Daß das Salvarsan eine besondere Affinität zur Leber hat, daß es mit der Galle größtenteils ausgeschieden wird, ist gleichfalls bekannt. Daß es sich um eine Summation der Lues mit der Salvarsanbeeinflussung handelt, ist wahrscheinlich. Auf jeden Fall ist die antiluetische Behandlung fortzusetzen, zuerst mit anderen Antilueticis, Hg., Wismut usw., wenn aber diese versagen, auch mit Salvarsan. Bei der interstitiellen Lues hepatis mit Ascites geben wir selbstverständlich Novasurol oder Salyrgan.

Kurz sei noch erwähnt, daß beim Ikterus haemolyticus durch Milzexstirpation ausgezeichnete Erfolge erzielt werden. Eine von vorne gut palpable Milz ist hier als günstiges Moment anzusprechen, da weniger Verwachsungen bestehen und die operative Entfernung der Milz relativ leichter möglich ist (Eppinger).

Elfter Vortrag

Therapie der Lungenkrankheiten

M. H.! Wenn ich Ihnen heute über Fortschritte in der Behandlung der Lungenkrankheiten berichten soll, muß ich voraussetzen, daß zwar auf diesem Gebiete der Therapie in den letzten Jahren viel gearbeitet wurde, daß viele ältere Therapien — die Chinintherapie der Pneumonie, die Tuberkulintherapie — neu durchdiskutiert wurden und in neuen Gestalten erschienen sind, daß ganz neue Therapien aufkamen, wie die unspezifische Therapie, Goldtherapie, Röntgentherapie, chirurgische Behandlung der Tuberkulose, antianaphylaktische, chirurgische, Röntgenbehandlung des Asthmas etc., daß aber keine dieser Therapien einen so durchschlagenden Erfolg hatte, daß sie als Therapie der Wahl bezeichnet werden könnte. Wir können uns dem Eindruck nicht verschließen, daß wir über die Pathogenese der Lungenkrankheiten nicht ausreichend informiert sind, daß wir zwar über anatomische Verhältnisse in der kranken Lunge wohl gut unterrichtet sind, daß aber unsere Kenntnis über verschiedentliche Funktionen der Lunge und speziell der Lunge zum Organismus als Ganzem nicht hinreichend informiert sind. Ich will sofort an einem Beispiel verständlich machen, was mir hier vorschwebt. Die Diplokokkenpneumonie gilt als eine Lungenkrankheit. Schließlich ist sie es auch. Aber bei fast allen Pneumonien kreisen die Diplokokken im Blut, bei den meisten besteht ein Milztumor, bei vielen kann es zu Metastasen im Endocard, in den Meningen, im Peritoneum kommen. Niemand wird den Typhus abdominalis als eine reine Darmerkrankung, etwa Darmentzündung oder Darminfiltration auffassen. Und mit demselben Recht oder Unrecht bezeichnen wir die Pneumonie als eine Lungenentzündung. Was von der Pneumonie gilt, gilt noch vielmehr von der Lungentuberkulose. Auch hier finden wir neben dem Lungenprozeß einen Milztumor, wir finden Tuberkelbazillen in Milz und Leber, wir finden Metastasen allerorts, und wenn die Tuberkulose chirurgisch behandelt wird, so hat der Innere Mediziner trotz aller nicht zu leugnenden Erfolge der chirurgischen Lungentherapie doch die Empfindung, daß wohl hier ein Krankheitsherd, ja vielleicht der wichtigste ausheilen kann — ob aber auch die Erkrankung? Es kommt uns Inneren Medizinern daher die oft aufgeworfene Frage in den Sinn, ob man unbedenklich einen Fungus entfernen darf, da man hier ein Gewebe mit Abwehrreaktion entfernt und nach solchen Operationen Lungentuberkulose häufig schlechter werden sah. Gilt dies mutatis mutandis trotz gewiß nicht zu leugnender Operationserfolge nicht auch von anderen tuberkulösen Lokalisationen, z. B. der Lungentuberkulose?

Auch über das Wesen der Pleuritis sind wir schlecht informiert. Daß nicht jede seröse Pleuritis exsudativa eine Tuberkulose bedeutet, wissen wir ganz bestimmt. Sehen wir doch im Verlaufe anderer Infektionen, z. B. septischer Art, oder im Verlaufe des Gelenksrheumatismus Pleuritis exsudativa auftreten. Die bakteriologische Untersuchung ergibt kein Resultat. Wir wissen über diese gewiß häufige Form der Pleuritis ebensowenig wie über das Exsudat in den Gelenken und serösen Höhlen bei Polyarthritis rheumatica. Endlich ist uns auch das Wesen der Bronchitis unbekannt, beispielsweise der Bronchitis typhosa, deren Pathogenese unklar ist.

Aber nicht nur über die Infektionskrankheiten der Lunge, auch über andere Erkrankungen sind wir wenig informiert. Wenn wir auch wissen, daß bestimmte Thoraxformen zum Lungenemphysem führen oder, noch vorsichtiger ausgedrückt, mit einem solchen einhergehen, daß bei diesen Thoraxformen die Lunge in Inspirationsstellung bleibt, die Aspiration erschwert ist, die Elastizität des Thorax wie der Lunge gelitten hat, was ist hier das Primäre: die Thorax- oder die Lungenerkrankung?

Und soll ich noch von all den Theorien über das Asthma bronchiale sprechen, von der Reflexneurose, der Vagusneurose, von der Sympathicusgenese des Asthma bronchiale (therapeutische Sympathektomie!), von der exsudativen, spasmophilen, anaphylaktisch bedingten Genese des Asthma bronchiale?

Unterschätzt wird unseres Erachtens die Ausscheidungsfunktion der Lunge, die wohl auch für die Krankheitsgenese der Lungenkrankheit nicht ohne Bedeutung sein dürfte. Die Studien über das reticuloendotheliale System haben ergeben, daß nach Injektionen von kolloiden suspendierten Substanzen etc. in den Lungenkapillaren, aber auch in den Alveolen gespeicherte Zellen, sogenannte Staubzellen auftreten. Sie führten zu der Anschauuung, daß auch die Herzfehlerzellen der Stauungslunge hieher gehören. Bedenken wir noch, daß die Lunge Gase aller Art, nicht nur CO_2, sondern auch Aceton etc., ferner Wasser, auch gelöste Substanzen, wie Salicyl ausscheidet, so werden wir im modernen Sinne die Lunge als Stauungs- und Ausscheidungsorgan bezeichnen. Daß sie als makrophager Apparat auch Bakterien ausscheidet, aber unter Umständen auch zurückhalten und an ihnen erkranken kann, ist selbstverständlich. F. Donath und ich[1]) konnten zeigen, daß der Abfangapparat Lunge in ganz eigener Weise reagiert. Solange Milz und Leber intakt sind, nimmt die Lunge relativ wenig Anteil an den Speicherungsvorgängen von ins Blut gebrachten Substanzen. Die Leber und die Milz schützen demnach die Lunge, ein Vorgang, der gewiß in der Pathogenese von Erkrankungen von Bedeutung ist. Es kann keinem Zweifel unterliegen, daß die Lunge an den Ausscheidungs- und Entgiftungsvorgängen, auch am Vernichten der Bakterien bei Allgemeininfektionen einen großen Anteil hat, doch sind wir darüber nicht genügend informiert. Es verdient besonderes Interesse, daß die Histiocyten, die reticulären Wanderzellen von der Leber in die Lunge gehen und dort sich ihres Inhaltes entledigen, in die Alveolen wandern oder zugrundegehen.

Ich habe diese Vorbemerkungen vorausgeschickt, weil sie zeigen, wie hier noch manche Erkenntnis reifen muß und weil sie ferner eine Erklärung

---

[1]) Saxl P. und F. Donath: l. c.

dafür abgeben, daß die Fortschritte der Therapie, über die ich zu berichten habe, noch mancher definitiven Sicherung bedürfen.

Für die Anregung des Atemzentrums werden neben den älteren Therapien mit Coffein, Strychnin, Lobelin, Sauerstoffatmung, Kampfer neuerdings Kardiazol, Kamphemol, Kamphokoniol, Hexeton und Coramin empfohlen. Ob diese neueren, viel verwendeten Präparate den alten überlegen sind, vermag ich nicht zu entscheiden. Sie alle regen die Atmung an und unterstützen den peripheren Kreislauf, einzelne auch die Herztätigkeit.

Daß vor der Herabsetzung der Tätigkeit des Atemzentrums durch Morphium gewarnt wird (Kauders und Porges), habe ich schon im Kapitel über Herzkrankheiten erwähnt. Bei sämtlichen Zuständen, die mit einer Verkleinerung der Lungenoberfläche (Kauders und Porges) oder zentraler Herabsetzung der Atmungstätigkeit einhergehen, muß vor dem Morphium gewarnt werden oder, wenn man es benützt, muß man sich über seine Gefährlichkeit klar sein. Wenig stark herabsetzend auf die Tätigkeit des Atemzentrums wirken Pantopon, Domopon, Eukodal, Codein.

Bei der Behandlung der Pneumonie wurde als Specificum das Römersche Antipneumokokkenserum und Optochin empfohlen. Ersteres hat eine von der spezifischen nicht trennbare unspezifische Komponente; bei letzterem ist unzweifelhaft eine hervorragende spezifische Wirkung gegen die Pneumokokken im Tierexperiment von Morgenrot nachgewiesen worden. Beim Menschen ist die Optochintherapie wegen Schädigung des Seh- und Hörnervs nicht ganz ungefährlich und muß bei den ersten Störungen in diesen Nerven ausgesetzt werden. Das Optochin ist aus dem gleichen Grund nach dem Essen zu geben. Aus diesem Grunde hat sich das Optochin in der Therapie der Pneumokokkensepsis und der Pneumonie nicht allzusehr eingebürgert. Die ältere von Aufrecht empfohlene Chininbehandlung ist neuerdings von Cahn-Bronner[1]) warm empfohlen worden, in Form von intramuskulären Injektionen von 0,5 g Chinin und 0,5 Urethan. Der genannte Autor sah Abkürzung der Pneumokokkenpneumonie und Herabsetzung der Sterblichkeit, die deutlich als Effekt der Behandlung mit Chinin auftreten, deutlicher als bei Optochinbehandlung, obwohl im Tierversuch nur eine geringe Wirkung des Chinins gegenüber Pneumonie (Morgenrot) besteht. Die Beobachtungen Cahn-Bronners wurden verschiedentlich bestätigt (Friedberg und John). Von dem gleichen Autor rührt das Transpulmin her, das basisches Chinin plus Kampfer plus Metakampfer plus Eukalyptol in öliger Lösung enthält und bei Pneumonie und Bronchiektasien empfohlen wurde. Bei letzteren sah auch Brauer[2]) Erfolge. Zu erwähnen wäre noch bei der Behandlung der Pneumonie, daß schlechte Resorption pneumonischer Herde durch unspezifische Therapien, speziell durch Milchinjektionen, behoben werden kann.

---

[1]) Cahn-Bronner: Chinin bei entzündlichen Erkrankungen der unteren Luftwege. Therapie der Gegenwart. S. 384. 1925.

[2]) Brauer: Über die Pathologie und Therapie der Bronchiektasien. Verh. d. deutsch. Gesellsch. f. Inn. Medizin. Wiesbaden. 1925.

Lungengangraen, foetide Bronchitis und der Lungenabszeß werden nach mehrfacher, allerdings auch bestrittener Anempfehlung mit Salvarsan, nach E. Pick[1]), Salvarsan in Kombination mit Calcium 10% $CaCl_2$ behandelt. Sicher ist, daß in vielen Fällen zumindest vorübergehend der üble Geruch des Sputums verschwindet. Auch Pneumonie haben E. Pick und andere mit Erfolg behandelt. Pius Müller und Paul Peter Gotthardt[2]) ziehen Salvarsaninjektionen der chirurgischen Behandlung vor. Auch bei Lungenabszessen sahen sie gute Erfolge.

Über die Tuberkulosebehandlung soll hier nur kurz berichtet werden. Sie wurde heute zu einem speziellen Gebiet; der Kampf für und wider das Tuberkulin in seinen verschiedenen Formen geht weiter. Neben dem subcutanen werden percutane Tuberkuline in Salbenform therapeutisch verwendet. Auch das Problem oraler Tuberkulintherapie wird erörtert; die Mitteilung von Franziska Köstler[3]), als eine der letzten Abhandlungen, sei hier erwähnt; neben den früher gebräuchlichen, durch Glyzerinextraktion gewonnenen Tuberkulinen, neben Bazillenemulsion werden fraktionierte Tuberkuline (lipoidlösliche und eiweißhältige) von Deyke-Much verwendet. Es gibt auch nach wie vor zahlreiche Gegner der Tuberkulintherapie, die sie als wirkungslos bezeichnen. Viel diskutiert wurde auch die Beziehung der Tuberkuline zur unspezifischen Therapie, mit der es die Herdreaktion und die Fieberreaktion gemeinsam hat, nicht aber die Stichreaktion. Die Quantität des hier injizierten, die Reaktion auslösenden Materials ist zweifellos der hervorragendste Unterschied. Sehr präzise hat Sorgo[4]) den Kern der Frage erörtert und ist zu dem Schluß gekommen, daß der tuberkulöse Organismus nicht nur für Tuberkulin allergisch ist, sondern für vieles andere auch, für Nichteiweißkörper, wie Lipatren, das Mattauschek[5]) und Aßmann zur Behandlung der Tuberkulose empfohlen haben; Sorgo hat eine ganze Reihe von Therapien neben der unspezifischen Therapie und parallel mit ihr eingereiht, wie die Lichttherapie, Bewegungstherapie, in die Gruppe dieser auf allergischen Weg Reaktionen auslösenden Therapien. Daß sie alle imstande sind, sensibilisierend zu wirken bzw. eine Herdreaktion auszulösen, ferner, daß diese Therapien daneben auch noch andere Wirkungen haben, soll natürlich nicht geleugnet werden.

Mit Rücksicht auf die auszulösende Herdreaktion ist jedoch unter allen Umständen Vorsicht nötig. In die Gruppe der unspezifischen Therapien gehört wohl auch die viel besprochene Goldtherapie (Sanokrysin Möllgaards). Die hier verwendeten Goldsalze töten in vitro noch in

[1]) Pick E.: Über kombinierte Calcium-Salvarsantherapie bei nicht tuberkulösen Lungenkrankheiten. Wien. klin. Wochenschr., S. 108. 1926.

[2]) Müller P. und P. P. Gotthardt: Umschriebene Lungeneiterungen. Klin. Wochenschr., S. 2208. 1925.

[3]) Köstler Franziska: Pexorale Tuberkulinwirkung. Klin. Wochenschr., S. 2061.

[4]) Sorgo: l. c.

[5]) Mattauschek: Mesenchymale Reiztherapie. Med. klin. Heft 8/9. 1924.

sehr großer Verdünnung Tuberkelbazillen. Die intravenöse Injektion dieser Salze macht beim Gesunden keine Erscheinungen, bei Tuberkulosen hingegen tritt hohes Fieber, Erbrechen, Durchfall, Ausschlag auf. Möllgaard sieht in den letztgenannten Erscheinungen den Ausdruck dafür, daß durch die zugrundegehenden Tuberkelbazillen Endotoxine auftreten, und injiziert ein tierisches Serum, das er durch Behandlung mit Abbauprodukten von Tuberkelbazillen gewinnt. Unter Verwendung kleinerer Sanokrysindosen traten trotz Weglassung des Serums schwere Allgemeinerscheinungen nicht auf; die Heilerfolge waren jedoch mäßige (F. Kraus, A. Czerny und U. Friedemann, F. Klemperer). Daß die starke Reaktion Ausdruck einer unspezifischen Einwirkung sein kann und keineswegs auf zugrunde gehende Tuberkelbazillen zurückzuführen sein muß, ist wahrscheinlich; daß sie nur beim Tuberkulösen vorkommt, darf uns nicht wundernehmen. Wissen wir doch auch, daß die Milchinjektion, wie ich zeigen konnte, nur bei bestimmten fieberhaften Erkrankungen hochfieberhafte Reaktionen hervorruft, bei anderen hingegen nur geringfügige Reaktionen, ebenso beim Gesunden.

Heliotherapie (natürliche und künstliche Höhensonne) wurde namentlich in Form der künstlichen Höhensonne viel verwendet. Daß sie bei pleuritischen Exsudaten und bei chronischer Peritonitis Ausgezeichnetes leistet, davon haben wir uns oft überzeugen können. Dabei kommt es bekanntlich durchaus nicht so sehr auf die Hautstelle an, die bestrahlt wird — ein sicheres Zeichen dafür, daß die Lichttherapie eine Gewebetherapie ist. Daß übertriebene Zufuhr von Licht (künstlichem wie natürlichem) auch schaden kann, daß statt heilenden ungünstige Reaktionen auftreten, ist allgemein bekannt. Die Röntgenbehandlung der Tuberkulose, speziell auch der Lungentuberkulose, beruht auf Anregung der Bindegewebsneubildung. So glänzend die Erfolge bei der Knochen- und Gelenkstuberkulose sind, die Erfolge der Lungenbehandlung lassen vielfach zu wünschen übrig (W. Altschul)[3]). Die Pneumothoraxtherapie wird auch heute noch viel geübt, und bei richtiger Indikationsstellung, also bei ausschließlich oder fast ausschließlich einseitigen Prozessen leistet sie viel Gutes, obwohl sie bei ihrer langen Dauer viele Anforderungen an Arzt wie Patienten stellt. Rege war die Diskussion der chirurgischen Therapie und ihrer Erfolge bei Lungentuberkulose. Die operativen Eingriffe zielen auf den Kollaps der erkrankten Lunge hin. Für diesen Zweck kommt die Phrenicotomie in Betracht, die nach Frisch zur Ergänzung eines künstlichen Pneumothorax dient, der infolge basaler Verwachsungen unvollständig blieb. Ferner die Thoracoplastik, die von Brauer-Friedrich inauguriert wurde; heute ist sie in Form der para-

---

[1]) Kraus, Czerny und Friedemann: Die klinische Anwendung des Sanokrysins. Dtsch. Med. Wochenschr., S. 134. 1926.

[2]) Klemperer: Sanokrysinbehandlung bei Lungentuberkulose. Dtsch. Med. Wochenschr., S. 184.

[3]) Altschul W.: Zur Röntgentherapie der Tuberkulose. Bd. XIX, S. 505. 1925.

vertebralen Thoracoplastik nach Sauerbruch die zumeist ausgeführte Operation bei der Lungentuberkulose. Voraussetzung für die Thoracoplastik ist ein einseitiger Prozeß. Nach Denk geben produktive Formen eine bessere Operationschance als exsudative.

Die Nachtschweiße der Phthisiker werden neben älteren Methoden mit 2 bis 5 cm^3 50%iger Rohrzuckerlösung intramuskulär, mit Novokain, großen Gaben von NaCl oder Harnstoff (Scherf)[1]), die abends eingenommen werden, behandelt.

Für die Behandlung der Haemoptoe wird neuerdings unspezifische Therapie (Milch- und Peptoninjektion) empfohlen; bei ersterer ist die Herdreaktion zu befürchten (R. Schmid). Die Peptoninjektion wurde von Politzer und Stolz[2]) empfohlen. Diese Autoren gingen von der konstringierenden Wirkung des Peptons auf die Arteriolae pulmonales aus, die Molitor und Pick beschrieben haben. In der Nachprüfung gab Elisabet Schönberger[3]) 10%ige Peptonlösung in ½% Karbolsäure, und zwar 1 cm^3 intramuskulär, und sah gute Wirkung. Politzer und Stolz haben Pepton Merk empfohlen. Kamphora forte (20%ig 8 cm^3) subcutan wurde von M. Weiß bei Haemoptoe empfohlen, und auch wir sahen gelegentlich gute Erfolge. Clauden ist ohne Wirkung. Daß wir natürlich andere Haemostyptica, speziell Ca verwenden (intravenös Calciumchlorid, intramuskulär Kalcine Merk), ist selbstverständlich.

Gehen wir nun zu der Behandlung der Pleuritis exsudativa über. Diese wird bei einigermaßen länger dauerndem oder auch chronisch serösem Exsudat durch Punktionen und Nachblasen von Luft (Wenckebach) behandelt. Wir lassen nur so viel Luft ein, als Exsudat abgelassen wurde. Wir verhindern dadurch die Rezidive, wir vermindern die Gefahr der Adhäsionsbildung. Daß auch bei eitrigen Exsudaten, soferne sie nicht zu stürmisch verlaufen und eine Rippenresektion erfordern, der Versuch dieser Therapie mit gutem Erfolg oft gemacht werden kann, hat jüngst Elias[4]) gezeigt. Diuretische Maßnahmen haben wenig Erfolg, obwohl häufig bei Exsudaten eine Oligurie besteht. Offenbar liegt die Nierendiurese danieder, aber nicht die Wasserretention, sonst müßten die Patienten an Gewicht zunehmen und oedematös werden. Da keine Wasserretention besteht, können wir mit Diureticis auch nichts erreichen. F. Donath und ich[5]) haben eine starke Exsudationshemmung durch Pi-

---

[1]) Scherf D.: Zur diuretischen Wirkung des Harnstoffs. Wien. Arch. f. Inn. Med., VIII. Bd., S. 505. 1924.

[2]) Politzer H. und W. Stolz: Die Peptonwirkung bei Haemoptoe. Klin. Wochenschr., S. 191. 1925.

[3]) Schönberger E.: Peptoninjektionen bei Haemoptoe. Klin. Wochenschr., S. 1895. 1925.

[4]) Elias H.: Zur Behandlung des akuten Thoraxempyems mit künstlichem Pneumothorax. Mitteil. aus den Grenzgeb. der Medizin und Chirurgie, XXXVIII, S. 543. 1925.

[5]) Saxl P. und F. Donath: l. c.

tuitrin plus Trypaflavin beschrieben, und diese Kombination hat sich uns bei Pleuritis auch sehr bewährt. Wir injizieren 1 cm^3 Pituitrin (Pituisan) subcutan und 10 Minuten später 0,2 g Trypaflavin intravenös. Die Behandlung erfolgt drei-, viermal in Pausen von zwei Tagen. Die Belichtungstherapie wurde oben besprochen.

Asthma bronchiale: Zahlreiche neue Therapien wurden den nicht minder zahlreichen älteren hinzugefügt; am bemerkenswertesten ist die antianaphylaktische Therapie, wobei angenommen wird, daß durch die Behandlung mit entsprechenden Eiweißantigenen der gegen dieses Eiweiß überempfindliche Asthmatiker desensibilisiert werden soll. Während die Amerikaner hier über große Erfolge berichten, hat sich diese Therapie in Europa wenig eingebürgert. Kleewitz[1]) äußert sich hierüber folgendermaßen: „Sieht man im Asthma generell eine anaphylaktische Erkrankung, so ist es nur logisch, wenn eine Immunisierung des Asthmatikers gegen das spezifische Allergen angestrebt wird. Voraussetzung ist dann allerdings, daß eine Feststellung des Allergens gelungen ist..... Man erkennt aber leicht bei der unübersehbaren Zahl der als Allergene in Betracht kommenden Eiweißkörper die Schwierigkeiten der praktischen Durchführung. Die Vorstellung, bei jedem Asthmatiker auch nur die wichtigsten in Betracht kommenden Stoffe durchzuprüfen, erscheint geradezu grotesk. Es sind daher der Möglichkeit der spezifischen Immunisierung enge Grenzen gezogen. Einzelne Erfolge bleiben unbestritten".

Wie allen als spezifisch aufgestellten Therapien wurde auch hier die unspezifische Therapie in paralleler Weise gegenübergestellt und mit dieser Behandlung therapeutische Versuche unternommen, z. B. mit Milchinjektionen oder Peptonen. Diese unspezifische Proteinkörpertherapie beruht auf der Erfahrung, daß mancher Asthmatiker durch eine Infektionskrankheit seine Anfälle verloren hat. Da durch dergleichen Injektionen ein Anfall auch ausgelöst werden kann, ist vorsichtige Dosierung unbedingt am Platz. Für die Peptontherapie des Asthma bronchiale hat sich Politzer neuerdings sehr eingesetzt. Zwischen spezifischer und unspezifischer Therapie steht die Tuberkulintherapie, die häufig als eine aetiologische Therapie aufgefaßt wird. Die vielfach mit Erfolg ausgeübte Röntgentherapie des Asthma bronchiale ist nach Kleewitz, der sie ausbaute, sowie nach A. Müller[2]) (Klinik Kurschmann) auch eine Form der unspezifischen Therapie. Müller bestrahlte die Lungenwurzel und Milz und gewann die Erfahrung, daß es nicht auf das Organ ankommt, das bestrahlt wird, vielmehr entstehen unter der Einwirkung der Strahlen Zerfallsprodukte im Blut, die gegen das Asthma wirksam sind. Nach Kleewitz besteht diese Wirksamkeit nur bei Eiweißüberempfindlichkeit. Ob nicht auch die Höhensonnenbestrahlung des

[1]) Kleewitz F.: „Über das Asthma bronchiale". Med. Klinik, Jahrg. 32, S. 1192. 1925.

[2]) Müller A.: Röntgentherapie des Asthma bronchiale. Med. Klin., S. 1492. 1925.

Asthma bronchiale zum Teil auf ähnlicher Wirkung beruht, mag dahingestellt bleiben.

Der älteren und auch heute noch vielfach verwendeten Calciumtherapie (Afenil, Calciumchlorid, Kalzine) wird heute vielfach die Strontiumtherapie gegenübergestellt. Grasheimer[1]) gibt an, daß Strontiuran ($SRCl_2$ + Harnstoff) eine starke Wirkung auf das vegetative Nervensystem hat und so wie Calcium den überwiegenden Vagustonus herabsetzt, was sowohl bei Asthma bronchiale also auch angioneurotischem Symptomenkomplex sich günstig geltend macht. Ferner gibt Kempinsky[2]) an, daß Strontium (10%iges Strontiuran 5 cm^3 jeden zweiten Tag intravenös) depressorisch auf das Nervensystem wirke. Er sah bei einzelnen Asthmatikern Besserung und Schwund der Eosinophilie, keine Hitzegefühle nach der Injektion. Nach Hirsch und A. Oppenheimer kann Calcium durch Strontium nicht voll ersetzt werden.

Das Asthmolysin, eine Kombination von Adrenalin und Pituitrin, bei Asthmatikern sehr beliebt, ist im allgemeinen bekannt. Brunn findet Pituitrin bei verschiedenen Asthmatikern wirksam. Wir fanden das Asthmolysin auch dort wirksam, wo Pituitrin allein unwirksam war und würden jenen Autoren beistimmen, die dem Pituitrin eine Verlangsamung der Adrenalinwirkung im menschlichen Organismus zuschreiben. Eine zweifellos ausgezeichnete Therapie des Asthma wie des Emphysems ist die Übungstherapie von Hofbauer[3]), wobei jedoch darauf hinzuweisen ist, daß Hofbauer wiederholt auffordert, strenge darauf zu achten, daß bei der von ihm mit vielem Erfolg durchgeführten „Summtherapie", wie bei jeglicher Atmungsgymnastik, der erste Teil der Exspiration automatisch zu geschehen hat und erst am Ende der Inspiration eine aktive Tätigkeit einzusetzen hat.

Auch die chirurgische Therapie des Asthma bronchiale ist in den letzten Jahren durch Sympathectomie angegangen worden.

Klima und Ortswechsel galten bisher ohne sicheren Einfluß auf das Asthma bronchiale. Man war geneigt, aus diesem Umstand zu schließen, daß die Sensibilisierungsvorgänge durch eingeatmete Substanzen keine große Rolle spielen können. Hingegen spricht Storm van Leeuwen[4]) von Klimaallergenen, welche in der Umgebung des Patienten entstehen.

Die Bestrahlungstherapie von Lungen- und Mediastinaltumor sei hier kurz erwähnt. Tuberkulöse Drüsen, Lymphogranulome, Sarkome, auch Lymphosarkom reagieren sehr gut, Carcinom schlecht auf Röntgenbehandlung.

[1]) Grasheimer: Strontiumtherapie. Klin. Wochenschr., S. 1873. 1925.

[2]) Kempinsky: Über die Behandlung des Asthma mit Strontiumsalzen. Deutsch. Med. Wochenschr., S. 1561. 1925.

[3]) Hofbauer: Atmungspathologie und Therapie. Berlin: Julius Springer. 1924.

[4]) Storm van Leeuwen: Allergische Krankheiten. Berlin: Julius Springer. 1925.

Zwölfter Vortrag

Erkrankungen des Blutes und der Blutdrüsen

M. H.! Die Therapie der Blutkrankheiten ist auch heute noch eine fast ausschließlich symptomatische, da uns der größte Teil der Blutkrankheiten in seiner Pathogenese absolut unklar ist. Wohl wissen wir einiges über die endokrine Bedingtheit gewisser Fälle von Chlorose, die mit einer Hypoplasie des weiblichen Genitales einhergeht, ferner über die durch Blutverluste und Infekte früher fälschlich als sekundär bezeichneten Anaemien und Thrombopenien, endlich über die enterogene und parasitäre Aetiologie einzelner Perniciosafälle. Auch über das Wesen der haemolytischen Anaemie und über die durch Avitaminose bedingte skorbutische Anaemie, die jedoch keine Blutkrankheit ist, ist uns einiges bekannt. Das Vorkommen leukaemischer Reaktion bei Sepsis wird vielfach angenommen (C. Sternberg), aber auch bestritten (Decastello). Die infektiöse Natur des Lymphogranuloms gilt als sicher (C. Sternberg), ist jedoch des näheren noch unbekannt. Das Wesentliche in der Pathogenese der perniciösen Anaemie und der Leukaemie, der essentiellen Thrombopenie, der Purpura haemorrhagica, der Hyperglobulie, die letzte Ursache der Lymphogranulomerkrankung und ihrer Unheilbarkeit sind uns jedoch völlig unbekannt. Sie werden es daher begreiflich finden, daß die Therapie der Blutkrankheiten im wesentlichen eine symptomatische ist.

Das Symptom der Chlorose behandeln wir mit Eisen. Aber nicht nur bei der chlorotischen, also bei der hypochromen, sondern auch bei der hyperchromen Anaemie geben wir Eisen stets in großen Dosen. Die organische Form des Eisens wird heute verworfen und meist anorganisches Eisen in Form des Ferrum reductum verordnet; ansteigend bis täglich 5 bis 10 mal 0,2 g. Das Wesen der Eisentherapie ist heute noch unklar. Man stellt sich vor, daß sie als Reizeisen auf das Knochenmark wirkt und so die Haemoglobinproduktion anregt (v. Noorden). Morawitz nimmt jedoch eine Beeinflussung der hormonalen Störungen an. Die Keimdrüsenunterfunktion der idiopathischen Chlorose können wir mit den bisher zur Verfügung stehenden, aus den Geschlechtsdrüsen gewonnenen Präparaten nicht behandeln, da sie — wie wir bereits erwähnt haben — unwirksam sind.

In der Behandlung der perniciösen Anaemie wird neben Eisen vor allem Arsen gegeben. Das Natrium arsenicosum und Acidum arsenicosum haben sich in Injektionsform am meisten bewährt. Das Arsen soll sehr lange, vielleicht dauernd in auf- und absteigenden Dosen gegeben werden. Auch innerliche Darreichung muß als sehr wirksam bezeichnet werden, und Seyderhelm[1]) hält es für gleichgültig, ob Arsen innerlich oder intravenös gegeben wird. Nägeli bevorzugt das Arsacetin 3 mal 0,05 g innerlich. In den ersten Perioden der Anaemia gravis hilft

[1]) Seyderhelm: Behandlung der Anaemie. Klin. Wochenschr., S. 1694. 1925.

es, in den späteren ist es unwirksam. Neisser hat große Dosen von Arsen empfohlen und sie als Arsenstoß bezeichnet: Erster Tag 5 Pillen a 1 mg Acid. arsenicos., zweiter Tag 10 Pillen, dritter Tag 15 Pillen. Wiederholung nach acht Tagen Pause, dann nach zwei und drei Wochen Pause. Bei der Blutkontrolle ist stets darauf zu achten, daß der Färbeindex nicht steigt. Verschiedentlich ist jedoch über unangenehme Nebenwirkung berichtet worden, so über Leberschädigung und Polyneuritis (Minkowski)[1]). Wir kombinieren die Arsentherapie gerne mit Thyreoideatherapie (zwei bis drei Tabletten täglich); ist doch die schon von Pappenheim studierte Beziehung der Schilddrüse zur Erythropoese gerade in letzter Zeit Gegenstand erneuter Studien gewesen. So konnten Tierexperimente (Asher)[2]) eine Beziehung der Thyreoidea zur Erythropoese feststellen. Mendershausen[3]) untersuchte die endokrinen Organe bei perniciöser Anaemie und fand nur mehr minder schwere Veränderungen der Schilddrüse, die natürlich der perniciösen Anaemie koordiniert sein können oder für die sie die Grundkrankheit abgeben. Holler fand die Schilddrüse mehrerer Fälle von perniciöser Anaemie jodfrei. Es empfiehlt sich, die Thyreoidea lange Zeit fortgesetzt zu geben. Die Oedeme bei perniciöser Anaemie haben einen thyreogenen Typus und werden durch die Schilddrüsentherapie gut beeinflußt. Die Behandlung des Magendarmes, die Substitution der Pepsinsalzsäure ist eine wichtige Angelegenheit bei der Perniciosa. Darmspülungen durch Klysmen, Magen- und Duodenalspülungen mit Salzsäure und Antisepticis haben nicht viel Erfolg gezeigt.

Große Bedeutung in der Behandlung der Anaemia gravis hat die Bluttransfusion erlangt; die früher geübte Verwendung von Citratblut wurde verlassen. Heute wird die direkte Transfusion verwendet, wobei die Auswahl der richtigen Spender von ausschlaggebender Bedeutung ist. Hypertoniker sind als Spender nicht vollkommen geeignet. Infusionen (400 bis 500 cm^3) werden alle fünf bis sechs Tage gemacht, im ganzen fünf bis sechs Transfusionen. Es treten Schüttelfröste auf, wenn der Spender nicht vollkommen richtig eingestelltes Blut hat. Häufig kommt es durch den Eiweißzerfall zur Urticaria; rascher Anstieg der Erythrocyten, der ein, zwei oder drei Tage nach der Infusion anhält, folgt der Einverleibung des gespendeten Blutes. Dann kommt es wieder zu einem Abfall, der jedoch in nicht wenigen Fällen höhere Werte liefert als die Ausgangswerte. Trotz des Abfalls bleibt ein Teil des Wohlbefindens zurück, das unmittelbar durch die Infusion herbeigeführt wurde. Neben und gleichzeitig mit der Transfusionstherapie werden alle anderen oben angeführten Therapien durchgeführt. Indikationen für die Bluttransfusion sind vor allem Blutverluste bei starken Blutungen, aber,

---

[1]) Minkowski: Diskussionsbemerkung. Klin. Wochenschr., S. 2035.

[2]) Asher: Über die Bedingungen der Blutbildung und des Eisenstoffwechsels. Med. Klin., S. 1906. 1925.

[3]) Mendershausen: Histologische Untersuchungen der endokrinen Drüsen bei perniciöser Anaemie. Klin. Wochenschr., S. 2185. 1925.

wie eben geschildert, auch die essentielle Anaemie. Die Theorie der Wirkung der Transfusion ist ungeklärt; die Erythrocyten halten sich nicht lange, nach manchen Autoren sogar nur wenige Stunden. Der Erythrocytenzerfall wirkt reizend auf das Knochenmark (Heß und Saxl). Jedenfalls ist diese Art der Infusion der NaCl und Traubenzuckerinfusion weit überlegen. Mit unspezifischer Reiztherapie kann man nichts erreichen. Hingegen lösen intramuskuläre Blutinjektionen häufig etwas Fieber aus, das oft mehrere Tage anhält; gelegentlich sieht man eine günstige Wirkung auf die Anaemie.

Die Milzexstirpation wurde ursprünglich bei haemolytischem Ikterus empfohlen, und dieser ist auch heute noch die Hauptindikation (Eppinger und Decastello). In manchen Fällen haben wir nach Milzexstirpation neben massenhaftem Auftreten von Jollykörperchen Hyperglobulie gesehen. Es ist schwer, zu entscheiden, ob die Milz ein Antagonist der Knochenmarkstätigkeit ist oder ob ein Wegfall des Erythrocytenabbaus stattfindet. Bei der aplastischen Anaemie sieht man wenig Erfolg von der Milzexstirpation, bei der haemolytischen große Erfolge, weswegen bei den so häufigen kombinierten Formen, zumal wenn die Milz groß ist und die Haemolyse im Vordergrund steht, die Milzexstirpation vorgenommen werden kann. Technisch ist die Operation leicht, wenn keineAdhäsionen vorliegen. Sonst ist sie schwierig. Eppinger weist darauf hin, daß nur eine von vorn leicht palpable Milz gut zu exstirpieren ist. Ist sie hingegen erst bimanuell zu tasten, dann bestehen starke Adhäsionen und die Milzexstirpation gelingt schwer. Die Gefahren der Operation sind im letzteren Fall sehr groß. Verschiedentlich wurden auch Transfusionen nach Milzexstirpation empfohlen. Die Cholestearintherapie der Anaemia gravis ist unwirksam. Häufig finden wir Lues und perniciöse Anaemie kombiniert. Das Salvarsan ist jedoch gegen die Perniciosa unwirksam.

Hyperglobulie: Das haemolytisch wirkende Phenyl-Hydrazin wurde von Eppinger empfohlen, ist jedoch nicht ungefährlich. Aderlässe, die, wie erwähnt, keine rasche Wirkung auf das Knochenmark haben, sind von guter Wirkung; die heute am häufigsten geübte Therapie besteht in der Röntgenbehandlung der langen Röhrenknochen.

Myelogene und lymphatische Leukaemie, Lymphogranulome und andere Drüsenerkrankungen werden mit Röntgenstrahlen behandelt, dabei haben wir das weiße Blutbild streng zu kontrollieren; die Zahl der Leukocyten geht häufig noch unter der Nachwirkung der Röntgenstrahlen herunter. Eine Kontraindikation gegen die Röntgenbehandlung ist eine bestehende Myeloblastenleukaemie, da hier durch Röntgenbestrahlung eine Verschlechterung und ein rasches Ende des Kranken häufig herbeigeführt wurde. Nägeli sieht auch in einem ungünstigen roten Blutbild eine Kontraindikation gegen die Bestrahlung. Nägeli tritt für periodische Bestrahlung bei Leukaemie ein, ohne eine Verschlechterung des weißen Blutbildes abzuwarten. Introcid fanden wir bei Lymphogranulom unwirksam. Eine akute Leukaemie kann durch Salvarsan gehalten werden (Petren, Odin). Bei der Leukaemie kombinieren wir wegen der auftretenden Anaemie die Röntgen- mit Arsenbehandlung. Nach der Röntgenbehandlung treten bei Leukaemikern bald langsamer, bald schneller Rezidiven auf. Daß vorübergehende lymphatische Reaktion, wie wir sie bei verschiedenen akuten Infektionen zu sehen bekommen, keiner weiteren Behandlung bedarf, braucht wohl nicht erwähnt zu werden.

Thrombopenie: Symptomatisch finden wir sie bei Sepsis und Purpura haemorrhagica, idiopathisch bei essentieller Thrombopenie. Bei sehr stark sinkender Thrombocytenzahl kommt es bekanntlich zu Haemorrhagie. Die Milzexstirpation ist bei der essentiellen Thrombopenie von gutem Erfolg begleitet. Die Röntgenbestrahlung der Milz ist gleichfalls von Erfolg. Leschke[1]) kennt Fälle von 10.000 Thrombocyten ohne Blutung; auch wir haben solche gesehen. Jagić hat bei Thrombopenie der Sepsis gute Erfolge von Bluttransfusionen gesehen, die sonst bei Sepsis ohne Erfolg sind.

Unter haemorrhagischer Diathese werden zum Teil Zustände mit Thrombopenie, zum Teil Gefäßerkrankungen (Endotheliosen) verstanden. Für letztere Form der haemorrhagischen Diathese gibt der Skorbut ein Beispiel; für erstere haben wir im vorigen Absatz Beispiele angeführt. Die Behandlung der haemorrhagischen Diathese erfolgt mit Haemostypticis: hypertonischer Kochsalz- oder Calciumchloridlösung. Adrenalin-Injektion wirkt auf die Kapillaren, Kalk wirkt auf die Blutungszeit. Clauden wirkt auf die Blutgerinnung, ebenso Euphyllin. Proteinkörper (Serum-, Milchinjektionen) wirken auf die Blutgerinnung.

---

[1]) Leschke E.: Klinik und Pathogonese der thrombopenischen Purpura. Klin. Wochenschr., S. 1567. 1925.

Sachverzeichnis

Buch- und Kunstdruckerei „Steyrermühl", Wien VI